Die Lupinen – Das Eiweißwunder der Veganer

Jörg Rinne

Die Lupinen

Das Eiweißwunder der Veganer

(Süßlupinen / Wolfsbohnen)

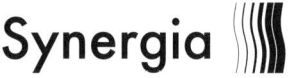

Kontaktdaten des Autors:
Jörg Rinne
Weidstr. 10a
64560 Riedstadt
Tel.:06158-916649
www.endobiont.de

Haftungsauschluss

1. Auflage 2015
veröffentlicht im Synergia Verlag,
eine Marke der Sentovision GmbH, Basel

Copyright 2014 by Synergia Verlag, Basel, Roßdorf
Alle Rechte vorbehalten.
www.synergia-verlag.ch

Umschlaggestaltung, Gestaltung und Satz: FontFront.com, Roßdorf
Printed in EU

ISBN: 978-3-944615-24-0

Bibliografische Information der Deutschen Bibliothek
Die Deutsche Bibliothek verzeichnet diese Publikation in der deutschen Nationalbibliographie;
detaillierte bibliografische Daten sind im Internet unter http://dnb.ddb.de abrufbar.

Inhaltsverzeichnis

Einführung

Die Ernährung ist ein einziges großes Wunder. Für den Naiven ist sie die selbstverständlichste Sache der Welt. Für den Naturforscher verbirgt sie tausende letzter Lebensrätsel.

Carl Ludwig Schleich 1859-1922

Eine gesunde Ernährung bedeutet, regelmäßig die kraftvollsten Nahrungsmittel zu essen, die unser Planet zu bieten hat.

Nahrung, die gleichzeitig das Immunsystem anregt, beim Entgiften hilfreich ist, heilende Vitalstoffe und Aminosäuren beinhaltet und die Selbstheilungskräfte des Organismus optimal mobilisiert. Ein Baustein für eine gesunde Ernährung kann die regelmäßige Zufuhr der Süßlupine sein. Sie liefert nicht nur den Brennstoff, damit wir uns bewegen und denken können, sie liefert auch, die von der Pflanze mit Hilfe des Sonnenlichts vorgefertigten Bausteine, für die tägliche Zellerneuerung.

Während unser Organismus ernährt wird, wird er auch laufend erneuert. Ferner sind Tag und Nacht die Reparatursysteme des Organismus aktiv. Etwa alle vier Tage erneuert sich die Magenschleimhaut, innerhalb von fünf Wochen die gesamte Haut, nahezu alle sechs Wochen die gesamten Leberzellen.

Andere Regenerationsprozesse dauern etwas länger, alle vier Monate erneuert sich unser Blut und in noch größeren Zeitabständen unser Skelettsystem oder die Mineralstoffzusammensetzung der Zähne. So braucht unser Organismus für eine Rundumerneuerung ca. sieben Jahre.

Nahrung hat in diesem Zusammenhang die wesentlichste Bedeutung und damit Einfluss auf den Zustand Ihrer inneren Organe, aber auch Haut,

Haare, Nägel, wie rasch die körperliche Alterung fortschreitet, ob Ihr Zellstoffwechsel funktioniert, wie aktiv Ihr Immunsystem ist, oder wie gesund Ihr Blut ist. Gerade das Blut verbindet alle Organe zu Organsystemen. Wenn die einzelnen Zellen nicht optimal versorgt und entsorgt werden, leidet der Gesamtorganismus an gravierenden Folgen.

Eine optimale Zusammensetzung der Ernährung hat Einfluss darauf, welche Gene aktiviert werden und ob Ihnen erbliche Schwachstellen zu schaffen machen, oder diese eher ausgeglichen werden. Sie bestimmt, welche Krankheiten wann ausbrechen, ob und wie rasch Genesung möglich ist.

Eine neue Disziplin, die Epigenetik, räumt mit alten Vorstellungen auf, Gene sind demnach nicht starr, sondern ein Leben lang formbar. Wir selbst können sie durch den Lebensstil, etwa die Ernährung, an- oder ausschalten. Genetisch beeinflussten Krankheiten lässt sich so vorbeugen.

Das Sonnenlicht, die Pflanzen und der menschliche Organismus kommunizieren auf symbiotische und zutiefst interaktive Weise. Sie kommunizieren stark auf der stofflichen Ebene, aber auch auf der Ebene der Information.

In diesem Buch finden Sie erstaunliche Einblicke in die Zusammensetzung und Wirkungsweise der Süßlupinen, die bisher noch viel zu wenig bekannt sind und daher auch nicht genutzt werden.

In ihrem Potential werden die Inhaltsstoffe oftmals nicht vollständig verstanden und daher unterschätzt. Dabei sind Produkte aus Süßlupinen leicht und preisgünstig im Handel erhältlich.

Christiane Beerlandt

Lupine

(z.B. als Fleischersatz)

Die Art von Lupine ist wie die eines stattlichen gut gefüllten aufrecht stehenden Hasen mit Hosenträgern, die seine lange fröhliche Hose und sein gesundes Bäuchlein halten. Sie ist gut gelaunt und setzt sich an den Esstisch, wo sie erwartungsvoll auf den jetzt noch leeren Teller schaut, der vor ihrer Nase auf dem Tisch steht. Sie glaubt daran, dass das Leben ihr Glück vorsetzen wird und regt sich darüber ein wenig auf; es laufen ihr kurze, kalte Schauer über den Rücken; ein wenig ungeduldig sitzt sie mit den Waffen (Messer und Gabel in diesem Fall) in der Faust da. Es macht sie optimistisch und stimmt sie froh.

Wie farbenreich und sonnig das Lebensfestival für Lupine ist! Sie mag Entspannung und tolle dynamische Zustände in der Natur. Sie crosst auf ihrem Zweirädchen zum Meer, als ob es immer wieder Urlaub ist. Begeistert, mit einem frohen Gefühl, ihre Ohren biegen sich in Sonne und Wind. „Himmlisch ist dies", seufzt sie.

Lupine schöpft alles Schöne aus dem Leben, so viel wie nur möglich, bis zu den untersten Bodenschichten. Sie ist schalkhaft und mag es, sich sorgsam zu verhalten, sogar Blumen und Pflanzen würde sie mit ihrer Gießkanne mit Wasser versehen, voller Hingabe.

Lupine ist eine echte Lebensgenießerin und leckt jetzt noch den letzten Rest von ihrem Löffel. Ihr Gehirn gibt eine ganze Menge Glücksenergie ab. „Kommst du? Willst du ein Spiel mit mir spielen? Mit dem Ball oder dem Golfschläger?", ruft sie ihren ebenfalls ordentlich gekleideten Freunden zu. „Willst du einen Kaugummiball aufblasen? Hier …" und sie teilt mit ihren Freunden. Dies wirkt wie eine Szene aus einem Zeichentrickfilm.

Ja, sie versorgt sich selbst, und ihre Kleider sind ordentlich gewaschen, was auf Selbstrespekt hinweist.

Der Mensch, der Appetit auf Lupine hat, zeigt damit, dass er absolut damit aufhören will, bestimmte Dinge schwerzunehmen, vor dem Leben zurückzuschrecken. Er will auch einmal etwas mehr Fröhlichkeit in seinem Dasein und würde gerne Tabus durchbrechen. Milderung in seinem Dasein, wie eine Praline, die in seinem Mund schmilzt, dieses Bedürfnis hat er. Nein, keinerlei harte Situation mehr, auf diese Überzeugung will er hin leben. „Oh nein, das würde er nicht bewältigen können, dieses Dunkle-Harte will er nicht mehr …" und er wischt mit seiner Hand jeden düsteren Gedanken in die Zukunft und jede schlechte Erinnerung aus seinem Kopf hinweg. Auf diese Weise will er in den Sphären von Lupine leben. Sorglos, im Licht des Hier-und-Jetzt. Er mag hellgrüne, erhebende blaue, gelbe, frischweiße und andere fröhliche Farben. Er will das Leben zu einem Fest machen, zusammen mit anderen Freunden, unserem Osterhasen, der Lupine.

Abschnitt aus „Das Füllhorn - Psychologische Symbolsprache der Nahrungsmittel" von Christiane Beerlandt, ISBN 978-90-75849-56-1
© 2014 Verlag Beerlandt Publications, Lierde, Belgien

Die Lupine – Eiweißwunder der Veganer

Viele Menschen unterschätzen immer noch den hohen gesundheitlichen Wert der Lupinen. Im Rahmen einer gesunden, cholesterinfreien, eiweißreichen Ernährung sind die Lupinen einfach nicht mehr wegzudenken.

Der hohe Proteingehalt, bei gleichzeitig niedrigem Kohlenhydrat- und Fettanteil ist ideal zum Muskelaufbau und unterstützt die Fettverbrennung. Daher ist die Lupine ideal geeignet zum gesunden Abnehmen.

Aber nicht nur hier spielt die Lupine eine wichtige Rolle, auch zum Muskelaufbau nach einer auszehrenden Erkrankung kann sie hervorragend eingesetzt werden. Als Basisversorgung an lebenswichtigen Aminosäuren für den täglichen Stoffwechsel ist sie gerade bei alten und kranken Menschen unverzichtbar.

Ein alter Organismus nimmt Vitamin B_{12} über den Darm oftmals schlechter auf, daher macht es Sinn im Alter mehr Vitamin B_{12} zuzuführen, als in jungen Jahren. Dies und vieles mehr kann mit der Süßlupine erreicht werden, da die Lupine eines der wenigen Gewächse ist, die einen B_{12}-Anteil besitzt.

Viele Vitamin-, Mineralstoff-, oder Pflanzenprodukte werden als Allheilmittel beworben. Wenn man dann aber die jeweiligen Inhaltsstoffe einmal kritisch hinterfragt, bemerkt man schnell, dass die Produkte oftmals nur dem Verkäufer helfen. Sie füllen durch hohe Preise und abenteuerliche Versprechungen seine Taschen und der Leidende geht in jeglicher Hinsicht leer aus.

Daher sollte man nicht den Heilungsversprechen glauben, sondern nach logischen Zusammenhängen suchen, die das jeweilige Heilungsmodell erklären können. Oft hilft auch erst nach kritischer Abwägung der Selbstversuch.

In der jüngeren Vergangenheit hat man mit Recht großen Wert auf die Erforschung Vitaminen, Mineralstoffe und Spurenelementen gelegt und hat für diesen Zweck große Mittel investiert.

Leider hat man versäumt, die lebenswichtigen Aminosäuren, sowie die sekundären Pflanzenstoffen mit der gleichen Sorgfalt zu erforschen. Von den sekundären Pflanzenstoffen sind erst ca. 10 Prozent pharmakologisch untersucht. Wie wichtig die Proteine sind, können wir bisher nur erahnen.

So ist beispielsweise auch die Produktion des roten Blutfarbstoffes (Hämoglobinsynthese) nur durch eine ausreichende Zufuhr von Aminosäuren möglich.

Viele Vegetarier leiden an einem oberflächlich betrachteten Eisenmangel. Abgeleitet wird dies aus einer Verminderung des roten Blutfarbstoffes in der ärztlichen Blutanalyse. Der Patient fühlt sich matt und schlapp, kriecht so zum Arzt der sein Blut analysiert und wird mit der Diagnose Hämoglobinmangel konfrontiert.

Als aufgeklärter Vegetarier weiß der Patient aber, dass Chlorophyll den selben molekularen Aufbau hat wie Hämoglobin, lediglich in den Zentralatomen sollen sich die beiden Moleküle unterscheiden. Im Inneren des Chlorophyll findet man das Magnesium, wohingegen im Hämin, das zentrale Atom das Eisen darstellt.

Gibt man dem Organismus also pflanzliches Eisen und Chlorophyll, kann er daraus sehr leicht Hämin bilden.

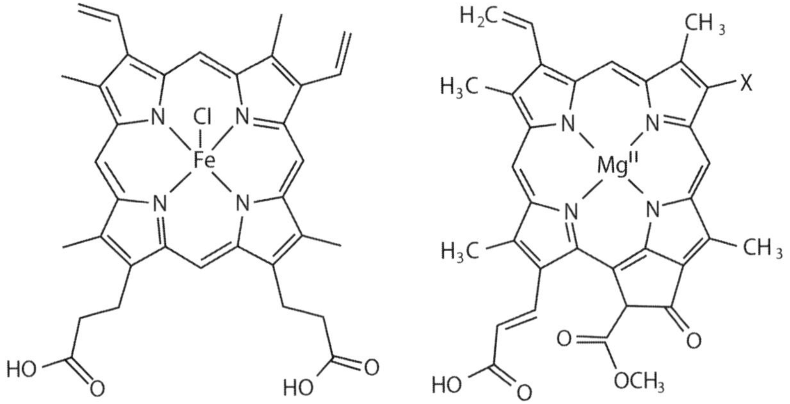

Bild 1. chemische Struktur von Hämin (links) und Chlorophyll (rechts)

Aber halt kein Hämoglobin – genau hier liegt der Denkfehler oder die Wissenslücke des medizinischen Laien.

Denn Hämoglobin setzt sich aus Hämin und einem Proteinteil („-globin") zusammen. Die rötliche Färbung unseres Blutes ist auf den Hämin-Teil des Hämoglobin zurückzuführen. Die vielen Doppelbindungen des Moleküls brechen das Licht derart, dass es rot schimmernd erscheint.

Der Hämin-Teil ist dafür verantwortlich, dass unsere roten Blutkörperchen ihrer Hauptaufgabe, dem Sauerstofftransport nachkommen können. Daneben beteiligen sie sich auch am CO_2-Abtransport, sowie an der Pufferung des Blut pH-Wertes. Ein Hämoglobin-Molekül ist so in der Lage vier O_2-Moleküle zu transportieren.

Außer dem Hämin besteht das Hämoglobin aber noch aus vier Globingruppen, je zwei Hb-Alpha und Hb-Beta. Dies sind Proteine (Aminosäureketten) in der für die Globine charakteristischen Faltung, durch die sich eine Tasche ergibt, in der ein Hämin-Teil gebunden ist.

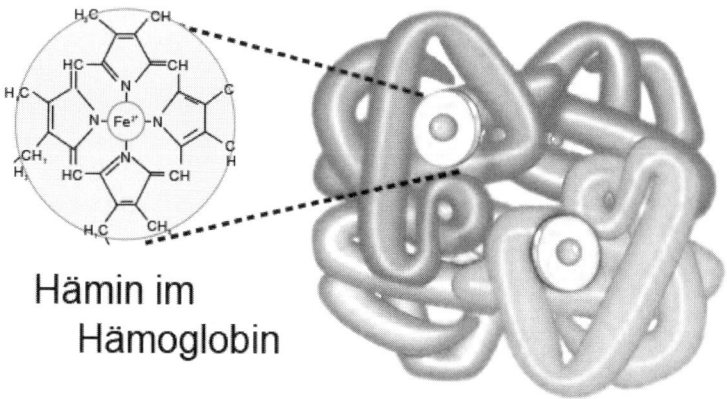

Hämin im
Hämoglobin

Bild 2. Hämin eingebettet im Globin

Die Proteine sind daher für die Struktur des Hämoglobin unerlässlich. An dieser Stelle könnten beispielsweise die Aminosäuren aus der Lupine einen Hämoglobinmangel verhindern.

Das Fazit wäre also kein Eisenmangel wie oberflächlich diagnostiziert, sondern ein Proteinmangel, wodurch die Gerüststruktur des Hämoglobins nicht ausreichend gebildet werden kann. Viele Vegetarier machen den Fehler, dass sie bei der durchschnittlichen Ernährung einfach auf den darin enthaltenen Fleischanteil verzichten. Aber über ihre Versorgung mit Eiweiß machen sich viele in diesem Zusammenhang keine Gedanken. An dieser Stelle treten die Lupinen mit ihrem hohen Proteingehalt in den Vordergrund. Regelmäßig in die Ernährung integriert, können sie einem Proteinmangel entgegenwirken. Der Verbrauch an lebenswichtigen Aminosäuren ist beim Menschen vom Alter abhängig. Im Wachstum und Entwicklungsalter ist der Verbrauch an Proteinen relativ hoch. Nach der vollen Entwicklung sinkt der Bedarf etwas ab, um dann bei einsetzender Alterung wieder anzusteigen.

Daher kann es keine gleichbleibende empfohlene Zufuhrmenge an Proteinen geben. Nachstehende Tabelle gibt den Tagesverbrauch eines gesunden Erwachsenen an. Die angegebenen Mengen sind Mindestbedarfswerte, die empfohlene Zufuhr liegt 100% über dem Mindestbedarf.

Aminosäure	tägl. Mindestbedarf mg/pro kg Körpergewicht
L-Arginin	10
L-Histidiin	10
L-Lysin	30
L-Valin	26
L-Isoleucin	20
L-Leucin	39
L-Phenylalanin	25
L-Methionin	15
L-Threonin	15
L-Tryptophan	4
L-Cystein	4
L-Tyrosin	10

Fehlen diese Aminosäuren im Organismus, so stellen sich beim Heranwachsenden Wachstumsverzögerungen ein, beim Erwachsenen gar eine negative Stickstoffbilanz. Es wird mehr Stickstoff ausgeschieden, als aus der Nahrung aufgenommen wird. Hält dieser Zustand über längere Zeit an, kann er sogar zum Tode führen. Durch den Mangel an Aminosäuren kommt es zu Proteinsynthesestörungen. Einige Proteinverbindungen haben eine schützende und entgiftende Funktion auf Organe wie Leber oder Nieren. Ihr Fehlen führt zu schweren Veränderungen dieser Organe, aber auch zu Anämie, toxischem Eiweißzerfall, vermehrten Blutungen, Wassereinlagerungen oder Muskelschwund.

Den meisten Lebewesen – auch dem Menschen – fehlt die Fähigkeit, sämtliche zum Bau ihrer lebenswichtigen Proteine nötigen Aminosäuren selbst herzustellen. Einige Aminosäuren kann unser Körper nicht selbst bilden, sie müssen mit der Nahrung zugeführt werden.

Der biologische Wert der Nahrungsproteine wird neben der Verdaulichkeit im wesentlichen durch die Vielfalt an Aminosäuren bedingt, die ein Organismus über die Ernährung zuführen muss. Eine ideale Zusammensetzung dieser Aminosäuren finden wir in den Lupinen.

Die Lupinen – ein alter Dauerbrenner

Die Lupinen waren in früher Zeit unter dem Namen Feigbohnen oder Wolfsbohnen (lat. *lupus* „Wolf") bekannt. Die Heimat der Lupine liegt im Mittelmeergebiet. Hier hat der Anbau von Lupinen schon im alten Ägypten, sowie bei den Griechen und Römern stattgefunden. Wahrscheinlich wurden die Feigbohnen schon zu Zeit der Pharaonen im Niltal angebaut.

Im alten Griechenland war sie eine wichtige Heilpflanze, wie die schriftlichen Zeugnisse über Anbau und Verwendung der alten Gelehrten belegen. Wir finden Hinweise auf die Wolfsbohnen bei Theophrastos von Eresos (371-287 v. Chr.), einem Schüler von Aristoteles, aber auch der schon zu Lebzeiten hoch verehrten Hippokrates (460-370 v. Chr.) war sich der Existenz dieses Gewächses aus der Gattung der Schmetterlingsblütler wohl bewusst.

Aber nicht nur für medizinische Zwecke wurden die Feigbohnen im Altertum eingesetzt. Schon früh beobachtete man, dass da, wo Lupinen wachsen in den nächsten Jahren auch die Ernte anderer Nutzpflanzen besser ausfällt. Sie düngen den ausgezehrten Boden mit ihren Stoffwechselendprodukten, ihre Wurzeln lockern den Boden auf, so dass in den Jahren danach der Boden generell ertragreicher ist.

Auch im späteren römischen Schrifttum wird die Bedeutung der Lupine für ausgezehrte Böden und als Vorfrucht für Getreide hervorgehoben. Bei Cato (234-149 v. Chr.) findet man: «Lupine zählt zu den Feldfrüchten die die Saat düngen».

Die Lupinen fehlen weder in den Schriften des lateinischen Dichters Publius Vergilius Maro (70-19 v.Chr.), noch bei Lucius Iunius Moderatus Columella, einem römischen Schriftsteller der in der Zeit um Christi Geburt lebte. Schon Plinius, der Ältere (23-79n.Chr.) schrieb über die Lupinen. Der Boden, auf dem sie angebaut werden, freut sich gleich, als ob er eine Düngung erhalten habe. 218 n.Chr. wird von einem Römer Namens Florentius die Entbitterung der Samen durch einlegen in Wasser für die Ernährung von Mensch und Tier beschrieben. In Mitteleuropa wird die Lupine erstmals von Hildegard von Bingen erwähnt und als „Viehbona" bezeichnet. In Ihrem „Buch von den Pflanzen" wird über die heilende Wirkung der Lupinen berichtet.

Daher fand im Mittelalter ein geringer Anbau der Weißen Lupine, besonders ab dem 16. und 17. Jahrhundert als Zier- und Heilpflanze statt. Der Vater der modernen Pflanzenheilkunde Leonhart Fuchs, schloss sein Medizinstudium 1524 in Ingolstadt ab. Neben Medizin studierte er auch Naturlehre, Philosophie und diverse Sprachen. Er verfasste 1542 in lateinischer Sprache die „De Historia Stirpium commentarii insignes", ein Kräuterbuch mit über 400 europäischen und 100 exotischen Pflanzen. Darunter auch die „Feigbonen". Über die Kraft und Wirkung der Lupinen schreibt Fuchs interessante Anwendungsgebiete. Die Lupinen wurden aufgrund ihrer sekundären Pflanzenstoffe als Anti-Wurmmittel eingesetzt. Dazu wurden die Lupinensamen zerrieben und unter Honig gemischt, ein anderes Rezept spricht vom Wasser in dem die „Feigbonen" geraume Zeit eingelegt wurden. Getrunken „...treiben auß allerley würm", so im Originaltext.

In vermahlener Form eingenommen, sollen die „Feigbonen" Milz und Leber stärken, mit Wasser vermischt und auf der Haut aufgetragen sollen „böse Geschwüre" und schlecht heilende Wunden auf wundersame Weise verschwinden. Lupinennmehl in Honig eingerührt, soll blaue Flecke (Hämatome) schneller abheilen lassen und eine schöne Haut machen. Das Mehl genommen und mit Gerstenmalz versetzt und in Wasser aufgerührt soll Schwellungen lindern.

Gelenkbeschwerden sollen sich mildern durch einen Umschlag mit in Essig vermischtem Lupinenmehl. Wenn man das Mehl im Essig kocht und dann daraus einen Umschlag über die Schilddrüse macht, soll es helfen knotige Veränderungen abzubauen. Dasselbe Elixier soll aufgebracht Furunkel eröffnen.

Nicht nur die Bohnen wurden zu Heilzwecken verwendet, auch die Wurzeln der Pflanze maß Fuchs eine große Bedeutung zu. So empfahl er bei Nieren- und Blasenleiden die Wurzeln zu kochen und den Tee zu trinken.

Auch für Magenerkrankungen empfahl er die „Feigbonen". Man solle die Bohnen mehrere Tage in Wasser einweichen und das Wasser in der Zeit mehrfach wechseln. Dadurch gingen die Bitterstoffe in das Wasser über und die Bohnen würden dann sehr süß schmecken. Diese Bohnen solle man nun in Essig zerkleinern und in kleinen Mengen über den Tag verteilt zu sich nehmen.

Nicht nur Bohnen und Wurzeln fanden ihre Verwendung, selbst das Kraut der Lupinen soll beim Abbrennen im Feuer noch die Stechmücken vertreiben. Heinrich Zedler war der Verleger des „Universal-Lexikon". Es ist mit Abstand, das wohl umfangreichste enzyklopädische Werk das im 18.Jahrhundert in Europa veröffentlicht wurde. Das Lexikon umfasste 64 Bände und über 284000 Einträge. Hierin finden sich auch wichtige Hinweise über die Anwendung und Bedeutung der Lupinen.

In seinem Universal-Lexikon sind die Lupinen unter ihrem deutschen Namen Feigbohnen beschrieben. Durch eine Veränderung der Rechtschreibung in dieser Zeit nun auch mit dem Buchstaben H im Wort „Bohnen". Ferner benannte er die weißen Lupinen auch als Wickbohnen, Türkische Wicken, Wolfsbohnen oder Wolfsschoren. Die gelben Lupinen trugen aufgrund ihres angenehmen Geruchs auch Namen wie Studentenveilchen, Türkischer Veil oder Türkische Violen. Auch Zedler spricht von positiven Wirkungen der Lupinen besonders auf Leber und Milz.

Wenn man Lupinenbohnen in Wasser kocht und von dem Tee trinkt soll er auch harntreibend wirken. Den Tee in die Haut eingerieben soll die Krätzmilben vertreiben, gegen Juckreiz wirken und die Haut reinigen und trocknen.

Bei Frauen soll ein warmer Umschlag mit diesem Tee, vermischt mit Myrrhe und Honig die Schmerzen der Regelblutungen mindern. Bis vor wenigen Jahrzehnten waren die Wurmerkrankungen noch echte Volksseuchen. Durch mangelnde Hygiene und fehlende Medikamente plagten sich viele Menschen mit solchen Erkrankungen.

Zur Bekämpfung bei Wurmerkrankungen empfahl auch Zedler die Lupinen. Das Pulver der Lupinenbohnen in Wein oder Honigwasser eingenommen, soll Würmer aus dem Darm vertreiben.

Zweimal täglich, das Mehl der Bohnen im Essig gekocht, etwas Honig dem Brei beigemischt soll nach Auftragen auf der Haut, im Bereich der Schilddrüse, deren Veränderungen wie Knoten oder Zysten positiv beeinflussen.

Als Nahrungsmittel rät Zedler von den Feigbohnen ab. Es gab zu dieser Zeit nur Lupinensorten mit einem hohen Anteil an Bitterstoffen und diese reizen naturgemäß die Schleimhäute von Magen und Darm. Sie ergäben keine gute Nahrung, da sie schwer zu verdauen sind und Blähungen verursachen würden. Das Mehl der Feigbohnen könnte man jedoch dem Backmehl zufügen und es ergäbe sich daraus ein schöneres Brot.

Dies wurde auch kürzlich in einer australischen Studie nachgewiesen. Man hat herausgefunden, dass mit Lupinenkernen angereichertes Brot, helfen kann, sich satter zu fühlen und dadurch weniger zu essen. Die Leiter der Studie führen dies auf den hohen Eiweißgehalt der Lupinen zurück. Die Forschergruppe um Dr. Lee untersuchte die vergleichenden Auswirkungen von mit Lupinenmehl angereichertem Brot, welches bis zu 45% Eiweiß, 30% Ballaststoffe, wenig Zucker und Stärke enthielt, mit herkömmlichem Weißbrot.

Beide Brotsorten wurden von den Probanden als gleich gut bewertet, wenn jedoch Lupinenbrot zum Frühstück verzehrt wurde, war der Kaloriengehalt des folgenden Mittagessens aufgrund des erhöhten Sättigungsgefühls des Lupinenbrotes bis zu einem drittel geringer als sonst üblich.

Die Forscher maßen im Blut ihrer Teilnehmer auch das appetitregulierende Hormon Grehlin. Hier zeigte sich eine Stabilisierung und Senkung der Werte im Blut, was die langanhaltende Sättigung erklärte. Feigbohnen wachsen auf mageren Feldern, sind im Stande mit den wenigen Stoffen auszukommen die sie dort finden und düngen durch ihre Wurzeln den Boden und vertreiben die Schädlinge. Dadurch können die Pflanzen der nächsten Jahre an der Stelle gut gedeihen, auf der einst Feigbohnen wuchsen.

Lupinus kommt von Lupus, dem Wolf. „Weil die Lupinen das Land verzehren, darinnen sie gebaut wird, als wie der Wolf die Tiere frisst, die er ertappen kann." So schrieb es Zedler in seinem Universal-Lexikon. Damit war gemeint, dass die Lupinen bezüglich ihres Standortes recht anspruchslos sind.

Eine Ausdehnung des Lupinenanbaues setzte in ganz Europa aber erst im 18. Jahrhundert ein. Friedrich der Große ordnete 1781 an, Versuche mit der Weißen Lupine als Gründüngung in Preußen durchzuführen. Diese zeigten aber nicht die erhofften Erfolge. Jedoch erkannten die Bauern recht schnell, dass eine Gründüngung mit den Gelben Lupinen den Boden um ein vielfaches ertragreicher machte.

In seinem Werk „Die Lehre vom Dünger" beschreibt 1839 Professor der Landwirtschaftslehre Dr. Carl Sprengel den Einsatz der Lupinen in der Landwirtschaft.

Hierin schreibt er:

„Wenngleich die Wolfsbohnen in Italien und dem südlichen Frankreich sehr häufig zur Gründüngung benutzt werden, so ist in Deutschland ihre Anwendung zu diesem Zwecke doch noch sehr beschränkt. Im nördlichen Deutschland hat sich Herr von Wulffen große Verdienste um die Gründüngung mit Wolfsbohnen erworben. Er sät im Jahr mehr als 20000 Pfund Wolfsbohnen aus und hat so gezeigt, dass sie auch bei uns zu den Gewächsen gehören, durch welche ein bisher sehr unfruchtbarer Sandboden zu einem bedeutend höheren Ertrag gehoben werden kann, ja, die Wirkung der Gründüngung ist so sehr ins Auge fallend, dass selbst mehrere Bauern dortiger Gegend schon seit längerer Zeit angefangen haben, dem gegebenen Beispiele zu folgen."

Friedrich der Große förderte den Lupinenanbau, verbot aber auch den Bohnenkaffee für das einfache Volk. Spätestens aber durch die napoleonische Kontinentalsperre von 1806 bis 1812 war echter Bohnenkaffee rar geworden, daher mussten Alternativen für den Übersee-Kaffee gefunden werden. Nun experimentierte man mit zahlreichen Pflanzenprodukten um einen Kaffee aus heimischen Quellen zu gewinnen. Dadurch wurde mit vielen heimischen Pflanzensorten experimentiert. Rund ein halbes Jahrhundert später, waren die Einsatzmöglichkeiten der Lupinen weitreichend.

So kamen die Lupinen auch auf der Wiener Weltausstellung zur Geltung. Sie eröffnete am 1. Mai 1873 ihre Pforten. Für ein halbes Jahr wurde die Stadt zum Schauplatz einer noch nie da gewesenen Exposition. Die ganze Infrastruktur der Stadt musste überarbeitet werden, Hotels zur Unterbringung der Besucher wurden genauso benötigt, wie eine Sanierung des Bahnhofs.

Als fünfte Weltausstellung in der Geschichte und als erste im deutschen Sprachraum übertraf sie die bis dahin abgehaltenen Weltausstellungen sowohl an Fläche als auch an Exponaten. Marmorsäulen, rote Seidentapeten und Deckengemälde schmückten den Kaiserpavillion in dem Kaffee aus gerösteten Lupinen serviert wurde.

Der Lupinen - Kaffee ist etwas für den besonderen Genuss. Er schmeckt echtem Bohnenkaffee sehr ähnlich, ist jedoch frei von Reizstoffen und Koffein. Die Reizstoffe entstehen bei herkömmlichen Bohnenkaffee durch die schnelle Röstung bei hohen Temperaturen. Während herkömmliche Kaffees innerhalb von zwei bis fünf Minuten bei bis zu 800 Grad geröstet werden und damit für viele Menschen äußerst schlecht bekömmlich sind, wird der Lupinenkaffee einem schonenderen Röstverfahren unterzogen.

Zwanzig Minuten werden die Lupinensamen langsam geröstet. Die Temperatur beträgt zu Beginn des Röstverfahrens nur 75 Grad und steigt in der Röstung nach und nach auf 200 Grad an. Höhere Temperaturen kommen hier nicht zum Einsatz. Dadurch entstehen weniger Reizstoffe und das volle Aroma kann sich rundum harmonisch entwickeln.

Erst in den Notzeiten des 1. Weltkrieges begannen in Mitteleuropa größere Anbauversuche mit Lupinus albus als Körnerfrucht zur Eiweiß- und Ölgewinnung.

Jetzt wurde auch die Nutzung der ganzen Pflanze als Nahrungs- und Rohstofflieferant propagiert. Dazu lud im Oktober 1918 die „Vereinigung für Angewandte Botanik" zu einem „Lupinen-Fest" in Hamburg ein.

Auf einem Tischtuch aus Lupinenfaser wurden herrliche Speisen wie Lupinensuppe, Lupinenbeefsteak in Lupinenöl gebraten und mit Lupinenextrakt gewürzt gereicht, als Nachtisch wurde Lupinenbutter und Lupinenkäse mit einem Lupinenschnaps serviert und zum Abschluss noch einen Lupinenkaffee gereicht. Zum Händewaschen lagen in den Bädern Lupinenseife und Handtücher aus Lupinenfaser bereit. Auch Schreibpapier aus Lupinenfaser und Briefumschläge mit Lupinenklebstoff wurden angeboten.

In den Nachkriegsjahren schwand das Interesse an diesen „Hilfsgütern" jedoch wieder schnell. Bis dahin war man gezwungen die Lupinen zu „Entbittern". Man legte sie hierzu in Lösungen ein, was jedoch Nährstoffverluste bis zu 40% mit sich brachte.

Die Lupinsorten die damals zur Verfügung standen hatten alle noch einen hohen Anteil an Alkaloiden. An vorderster Stelle das Chinolizidinalkaloid als Hauptalkaloid in den Lupinen. Dies führte neben dem enthaltenen Lupanin und Hydroxylupanin und Spartein bei Weidetieren zu einer Vergiftung, der sogenannten Lupinose. Daher waren und sind Wildbestände von Lupinen bei Bauern mit Weidetierhaltung nicht sehr beliebt. Symptome wie Appetitlosigkeit, Atemstörungen bis hin zu Leberversagen, können die Folge eines zu hohen Konsums von Wildlupinen sein.

Für den menschlichen Verzehr waren die Lupinen nur beschränkt einsatzfähig. Daher bestand ein Interesse an alkaloidarmen oder alkaloidfreien Lupinensorten. So wurde schon von v. Rümker 1913, Römer 1916, Wittmack 1921, Prjanischnikow 1924 und Baur 1927 die Möglichkeiten zur Züchtung von alkaloidfreien Lupinen diskutiert.

Im Buch „Praxis des Landmann" aus dem Jahre 1923 erschienen im Andermann Verlag, kann man zu den Lupinen folgendes entnehmen:

„Nachdem man Verfahren erfunden hat, die Körner zu entbittern und zuverlässig zu entgiften, wird man in Zukunft mehr und mehr diese außerordentliche eiweißreiche Frucht zu Futter und selbst zur menschlichen Nahrung anbauen. Enthält die Lupine doch fast die doppelte Menge verdauliches Eiweiß wie die anspruchsvolle Erbse. Das einfachste Verfahren zur Entbitterung ist, sie drei bis fünf Tage in Körbe in fließendes Wasser zu stellen. Ein Zusatz von fünf bis zehn, ja im Kriege bis fünfundzwanzig Prozent entbitterten Lupinenmehls zum Brotteig hat sich gut bewährt und das Brot viel eiweißreicher gemacht."

Dem Pflanzenzüchter und Botaniker Reinhold von Sengbusch gelang in den Jahren 1931 bis 1935 der Durchbruch. Er erfand eine Methode mit der man schnell und unkompliziert den Alkaloid-Anteil einer Pflanze bestimmen konnte. So war es möglich, viele angebaute Lupinen zu testen, die alkaloidarmen Pflanzen zu selektieren und zu kreuzen. Er untersuchte zu diesem Zweck rund 1,5 Millionen Lupinenpflanzen. So kamen 1935 die ersten alkaloidarmen Formen der Weißen Lupine auf den Markt. „Süße" Sorten der Weißen Lupine zu züchten gelang wenig später auch Heuser in Landsberg mit frühen, kurzen und mittelhohen Typen der Weißen Lupine. Nun konnte der hohe Eiweißgehalt von bis zu 45% auch Menschen und Tieren im vollem Maße zu Gute kommen. Der Name Süßlupine beruht jedoch nicht auf einem süßen Geschmack, sondern lediglich auf der Abwesenheit der Bitterstoffe. Diese Neuzüchtungen erreichten jedoch nicht die erhoffte Ausdehnung auf den Anbauflächen in Mitteleuropa. Die Weiße Süßlupine konnte sich in den nördlichen Gebieten Europas, infolge stark schwankender Ernten durch Krankheitsbefall und schlechter Ausreife, nicht durchsetzen. 1959 standen noch fünf Sorten, 1969 nur noch zwei, 1979 nur eine und 1989 keine Sorte der Weißen Lupine in der Sortenliste des Bundessortenamtes. Gewerblicher Vertrieb von Saatgut bedarf in Deutschland einer Zulassung durch das Bundessortenamt. Bei landwirtschaftlich genutzten Sorten werden für die Zulassung auch Wert gebende Eigenschaften wie Ertrag, Qualität, Gesundheit und Anbaueigenschaften geprüft.

Für den höheren Ertrag war es nötig, hülsenfeste Sorten zu züchten. Die Hülsen der alten Sorten platzen nach der Reife bei trockener Witterung leicht auf. Die Fruchtklappen rollen sich dann sehr schnell, aufgrund einer Zugspannung durch überkreuz liegende Bänder, schraubenförmig ein. Durch ein plötzliches Abbremsen dieser Bewegung und durch eine Torsion dieser in den Hülsen liegender Bänder, werden die Samen mehrere Meter weit katapultiert. Derartige Vorgänge sind schlecht für eine gewerbsmäßige Ernte. Durch umfangreiche Züchtungen gelang es aber hülsenfeste Sorten zu züchten, die eine Ernte erleichterte und damit den Ertrag steigern konnte.

Daher wurde erst 1992 wieder eine alkaloidarme Sorte von Lupinus albus, die in Ungarn gezüchtet wurde, vom Bundessortenamt positiv geprüft, eingetragen und zum Handel freigegeben. Neben den Weißen- und Gelben Lupinen werden in letzter Zeit auch vermehrt Blaue Süßlupinen angebaut. Die blaue Sorte ist in Deutschland toleranter gegenüber der Pilzerkrankung Anthraknose, die seit 1995 in den Beständen von Weißen und Gelben Süßlupinen wütet. In wechselnden Perioden fällt diese Pilzerkrankung über die Monokulturen einher und vernichtet deren Ernte.

Die Lupine besitzt besondere Fähigkeiten. Sie wächst mit einer kräftigen, tiefreichenden Pfahlwurzel heran, mit der sie Bodenverdichtungen aufbrechen und Wasser aus tieferen Bodenschichten aufnehmen kann. Ferner ist sie in der Lage aus unlöslichen Phosphorverbindungen für sich nutzbare Pflanzenstoffe herstellen zu können.

Die Wurzeln sind mit Verdickungen (Knöllchen) übersät, in denen die symbiontisch lebenden Knöllchenbakterien den Stickstoff aus der Luft binden und in einen hauseigenen Stickstoffdünger umwandeln können. Dank ihres Wurzelsystems hat die Lupine eine positive Wirkung auf die Dichte des Bodens. Sie ist in der Lage, den härtesten Boden aufzusprengen was nachfolgenden Pflanzenarten zugute kommt. Die Blaue Lupine ist im Wachstum noch robuster als die anderen beiden Sorten. Sie gedeiht auch auf kalkreichem Boden und in einem Boden pH-Wert von 5-6,8.

Derzeit werden auf etwa 22000 Hektar Ackerfläche Lupinen in Deutschland angebaut. Im Vergleich liegt die Anbaufläche der Erbsen bei etwa 56000 Hektar. Wobei die Tendenz bei den Lupinen eindeutig positiv ist. Jedes Jahr steigt die Anbaufläche der Lupinen und dies schon über einige Jahre hinweg. Wen wundert dies, wo doch Erbsen nur einen Eiweißgehalt bis zu 27% aufbringen, die Lupinen hingegen bis zu 47% aus blankem Eiweiß bestehen.

Zum jetzigen Zeitpunkt werden Lupinen vorwiegend in Mecklenburg-Vorpommern, Brandenburg und Sachsen-Anhalt angebaut. Der Grund für die geringe Anbaufläche steht mit einer derzeitig noch schlechten Gesamtbilanz in Verbindung. Durch die hohen Saatgutpreise und dem niedrigen Verkaufspreis der Lupinen ist kein hoher Gewinn für die Bauern zu erwarten.

Jedoch erweitern sich bei dem prognostizierten Anstieg der Weltbevölkerung und dem damit verbundenen erhöhten Eiweißbedarf die Einsatzbereiche der Lupinen. Ferner wenden sich immer mehr Menschen dem in Verruf geratenen Soja ab und suchen nach geeigneten Ersatzprodukten.

Eine höhere Nachfrage und eine höhere Rentabilität werden das Einkommen der Produzenten verbessern. Die monetäre Bewertung der Lupinen muss daher in Anbetracht der ökonomischen Entwicklung beurteilt werden, zuzüglich der Einsparungen in den Folgekulturen, die in den Jahren nach den Lupinen auf den Äckern durch den düngenden Effekt der Lupinen besser wachsen. Durch den fortwährenden wissenschaftlichen Informationsgewinn, beispielsweise über wesentliche Inhaltsstoffe und effizientere Nutzung und Verarbeitung mit Hilfe neuer Technologien, kann das Potential der Lupinen auch weiter ausgebaut werden.

Landwirtschaftliche Verbände fordern, dass aus agrarpolitischer Sicht den Eiweißpflanzenanbau bis 2020 mehr zu berücksichtigen und der Anbau finanziell mehr gefördert werden sollte.

Es sollten mehr Anreize für die Landwirte geschaffen und die Agrarforschung als Basis für die Pflanzenzüchtung mehr gestärkt werden. Ferner wäre ein Gesamtkonzept von der Forschung über die Züchtung bis hin zu Anbau und Vermarktung zu erschaffen. Dafür wären allerdings auch bessere Rahmenbedingungen für die Innovationen in der Pflanzenzüchtung nötig.

Die Lupinen werden nicht nur zum menschlichen Verzehr angebaut, vielmehr sind sie aufgrund ihres hohen Energie- und Proteingehalts ein hochgeschätztes Futtermittel in der Landwirtschaft. Sie entsprechen überwiegend den Anforderungen an die in der Tierernährung relevanten Kennwerte zur Versorgung mit essentiellen Nährstoffen wie Proteinen und Aminosäuren, Fetten und Fettsäuren, den Faserstoffen sowie dem Energiegehalt. Sie können als einheimisches Futtermittel den Einsatz der mittlerweile fragwürdigen Sojaprodukte minimieren.

Soja wird mittlerweile weltweit gentechnisch verändert angebaut. Viele Verbraucher wünschen sich aber Produkte ohne Gentechnik. Bei den Lupinen rentiert sich der Einsatz der Gentechnik nicht, daher sind sie frei von genetischen Manipulationen.

Möchte man bei den Lupinen gewisse Eigenschaften erreichen, oder bestehende Mängel beseitigen, ist dies einfacher durch die Kreuzungen verschiedener Lupinenarten zu erreichen, als durch den teureren Einsatz der Gentechnik. Daran wird sich auch in Zukunft nichts ändern.

Auch in anderen Bereichen punktet die Süßlupine. Sie trägt nicht zur Zerstörung von Lebensräumen zugunsten neuer Soja-Felder und Monokulturen in Südamerika bei. Vielmehr ermöglicht sie heimischen Bauern einen guten Ertrag auf nährstoffarmen Böden.

Sie ist wie geschaffen für die 365000 Hektar Grenzertragsböden in Mecklenburg-Vorpommern oder Brandenburg. Als genügsame Pflanze macht sie anderen anspruchsvolleren Nutzpflanzen nicht den Boden streitig. Mit seinen leichten Ackerböden ist der Nordosten in Deutschland ein reines Lupinenparadies. Durch weitere Optimierung der Pflanzen versprechen die Samenzüchter, sollen bis zum Jahr 2015 schon 900 Tonnen Proteinisolat produziert werden, bis 2023 werden sogar 9000 Tonnen alleine für Mecklenburg angestrebt.

Das Eiweiß der Lupinen soll in zahlreiche Lebensmittel einfließen, hier denkt man besonders an den Personenkreis mit Micheiweiß-, oder Michzuckerunverträglichkeiten. Steigt der Bedarf an heimischen Lupinen, lohnt sich auch der Anbau der agrarökonomisch und ernährungsphysiologisch wertvollen Eiweißpflanze, was nicht zuletzt auch die einheimischen Bienen und deren Imker freut.

Nach der Ernte müssen die Früchte der Lupinen für eine langfristige Lagerung einer kostenintensiven, technischen Trocknung unterzogen werden. Dies kann aus arbeitsorganisatorischer Sicht große Probleme bereiten, da die Kapazitäten solcher Trockenanlagen beschränkt sind und der Vorgang sich einige Zeit hinzieht.

Die Trocknungsverfahren bedürfen aber keinerlei chemischer Zusätze, worin ein eindeutiger Vorteil liegt. Die Süßlupine liefert neben der Sojabohne den eiweiß- und fettreichsten Samen. Das daraus gewonnene Öl ähnelt in der Zusammensetzung dem Erdnussöl, sie wird daher auch als Ölpflanze angebaut. In den traditionellen Anbaugebieten am Mittelmeer werden die Samen auch zum Backen von Brot (Brotmischungen mit rund 10-20% Lupinenmehl) verwendet. In Portugal werden sie traditionell eingelegt und zu alkoholischen Getränken als Snack gereicht.

Mit einem Anteil von 36 bis 48 Prozent gelten die Lupinen als äußerst eiweißreich. Da alle unentbehrlichen (essentiellen) Aminosäuren enthalten sind – auch Lysin, das in den meisten Getreidesorten kaum vorliegt – ist das Lupinen-Eiweiß besonders hochwertig.

Der Fettgehalt beträgt je nach Sorte vier bis sieben Prozent, womit die Süßlupinen deutlich fettärmer sind als Sojabohnen. Das Fett hat einen großen Gehalt aus wertvollen einfach und mehrfach ungesättigten Fettsäuren.

Da die Lupinensamen gleichzeitig reichlich Carotinoide und Vitamin E beinhalten, sind die Fettsäuren gut vor Oxidation geschützt. Betrachtet man den Anteil der Kohlenhydrate, fällt auf, dass die Süßlupine keine Stärke und kein Gluten enthält. Süßlupinen gelten außerdem als gute Lieferanten für Mineralstoffe und Spurenelemente, besonders von Kalium, Calcium, Magnesium und Eisen. Außerdem sind reichlich sekundäre Pflanzenstoffe vorhanden, so beispielsweise die beiden Isoflavonoide Genistein und Daidzein, denen Wissenschaftler krebshemmende, antioxidative und antimikrobielle Wirkungen zuschreiben.

Im Vergleich zu anderen Hülsenfrüchten wie Erbsen oder Bohnen sind Süßlupinen besser verträglich, da sie weniger blähende Substanzen enthalten. Ein weiterer großer Vorteil ist, insbesondere für Allergiker, dass die Süßlupinen ein geringeres allergenes Potenzial als Sojabohnen besitzen.

Auch aus ökologischer Sicht haben die Lupinen im Vergleich zu Soja deutlich die Nase vorn, die Lupinen wachsen auf heimischem Boden und alle Produkte, die hierzulande aus Lupinen hergestellt werden, stammen derzeit (2015) noch aus ökologischem Anbau.

Vor allem in gemahlener Form sind die getrockneten Lupinensamen bei den Herstellern von Lebensmitteln sehr beliebt. Das Mehl kann in Brot, Gebäck und Teigwaren leicht verarbeitet werden. Lupinen-Mehl bindet relativ viel Wasser, da Roggen- und Weizenmehl nur einen geringen Lysingehalt haben, wertet das Beimischen von Lupinenmehl das Brot auf.

Der hohe Fettanteil des Lupinenmehls reicht zudem aus, um Teig gut zu binden, daher kann man beim backen sogar auf Eier verzichten. Um das Mehl herzustellen, muss das Lupinenkorn geschält und eingeweicht werden. Die Samenschale lässt sich mit heißem Dampf gut abschälen. Dieser Schälvorgang führt dazu, dass die noch dezent vorkommenden Bitterstoffe in der Schale mit abgetrennt und der damit ohnehin schon niedrige Alkaloidgehalt noch weiter gesenkt wird.

Anschließend werden die Lupinen kleingemahlen und abgepackt. Das Mehl muss lichtgeschützt gelagert werden, da es recht fettreich ist und die Fette sonst eher ranzig werden.

Auf Grund des hohen Gehaltes an antioxidativ wirkenden Inhaltsstoffen erhöht Lupinenmehl die Haltbarkeit der Backwaren. Es verleiht dem Gebäck außerdem eine leichte Gelb-Färbung und einen nussigen Geschmack. Daher sollte der Anteil des Lupinenmehls 15 Prozent nicht überschreiten, da es ansonsten hervorschmecken könnte.

Vor allem in den Naturkostläden verdrängt Lupinenmehl vermehrt das Sojamehl. So können die Händler das Problem der Gentechnik immer mehr umgehen. Im Handel finden sich neben Mehl auch Schrot, Grieß und Kleie, bis hin zu ganzen Backwaren oder Kaffee. Aus den Süßlupinen kann auch ein quarkähnliches, mit Tofu vergleichbares Konzentrat aus Eiweiß hergestellt werden. Es ist unter dem Namen Lopino im Handel erhältlich. Dazu werden die Samen der Lupinen mehrere Stunden eingeweicht und zu einer dickflüssigen Maische zerkleinert. Anschließend wird bei Raumtemperatur die eiweißhaltige «Lupinenmilch» abgepresst. Durch rund einstündiges Erhitzen auf 85 Grad fällt das darin enthaltene Eiweiß aus und die «Lupinenmolke» kann abgetrennt werden. Das quark-ähnliche Substrat wird in einem Presskasten entwässert und gelangt so als Block oder Brotaufstrich seit neuestem auch als Bratling in die Verkaufs-regale der Bioläden.

Besonders Soja-, Milch- und Hühnereiallergiker profitieren von diesen Produkten. Lupinen sind außerdem frei von Purinen die gerne in tieri-schen Produkten, aber auch in einigen pflanzlichen Nahrungsmitteln wie Erbsen vorkommen, was für Gichtkranke sehr von Vorteil ist.Getrocknete Fasern der Lupinen werden auch in Backwaren, Cerealien sowie Fein-kostprodukten als Trägerstoffe von Aromen eingesetzt. Durch natürliche Fermentation und Zufuhr von Salz lässt sich aus den Lupinenfrüchten auch eine Flüssigwürze herstellen, die im Geschmack vergleichbar mit Soja-Sauce ist. Weitere Produkte aus Lupinen sind derzeit noch in der Entwicklung. Die Milch aus Süßlupinen kann aromatisiert und fermen-tiert auch ein Milchersatzprodukt darstellen. In einigen Nahrungsergän-zungsmitteln wird heute schon Lupinenpulver wegen des hohen Gehaltes an Aminosäuren eingebaut. Vereinzelt wird auch schon Kaffeeersatz aus gerösteten Lupinensamen angeboten. Durch die im Vergleich zum Boh-nenkaffee schonendere Röstung entstehen weniger Reiz- und Gerbstoffe, was den Lupinenkaffee reizarm und damit magenfreundlich macht. Die Zubereitung ist gleich dem Bohnenkaffee, aber auch als Espresso hat er einen guten Geschmack.

Da sich Lupinenmehl gut verarbeiten lässt, wird es sich in der Zukunft immer häufiger in Backwaren wiederfinden. Ferner Vorteile wie ökologi-schen Anbau und heimische Erzeugung, die Sicherheit vor gentechnischer Veränderung und die geringe allergene Wirkung. Daher ist die Lupine eine gute Alternative zu den heutigen Sojaprodukten.

Die Botanik der Lupinen

Die Lupine ist eine aufrechte, ausdauernde, krautige Pflanze, die eine Wuchshöhe von 60 bis 150cm erreicht. Die Pflanze ist meist nicht verzweigt. Die wechselseitig angeordneten fingerartigen Laubblätter bestehen aus rund 10 schiffchenartigen Blättchen, die eine Länge von bis zu 10cm erreichen können. Sie besticht durch ihre lange dichte Blütenkerze die in verschiedenen attraktiven Farben auf dem Acker hervorscheint. Aus dem buschigen Horst ragt ihr bis zu 50cm langer Blütenstand hervor.

Dieser setzt sich aus einer Vielzahl einzelner Blüten zusammen. Die Blütezeit liegt in den Monaten Mai bis August. Ihre Bestäubung erfolgt primär durch Hummeln, sie ist also in ihrer Fortpflanzung nicht auf Bienen angewiesen, deren Bestand ja gerade durch Pestizide und die immer geringere Anzahl der Imker in den letzten Jahren deutlich abgenommen hat.

Sie entstammt der Familie der Hülsenfrüchte, zur Erntezeit ist Ihre Frucht 2,5 bis 6cm lang und beherbergt etwa vier bis zwölf Samen.

Sie gedeiht besonders auf sandigem Boden. Sie stellt weder in Bezug auf Feuchtigkeit noch auf Wärme besondere Ansprüche. Auch was Jahre vor ihr auf dem Acker wuchs, ist der Lupine egal. Es gibt Lupinenwiesen die auch nach 20 Jahren noch den vollen Ertrag bringen, da sie den Boden nicht ausraubt wie andere Monokulturen.

Sie besitzt an ihren Wurzeln relativ große Wurzelknöllchen. In ihnen leben Bakterien der Gattung Rhizobium (Knöllchenbakterien). Diese Bakterienart gehört zur Familie der Alphaproteobacteria, eine der ältesten Bakterienarten auf unserer Erde und ist besonders gut in der Lage Luftstickstoff zu binden.

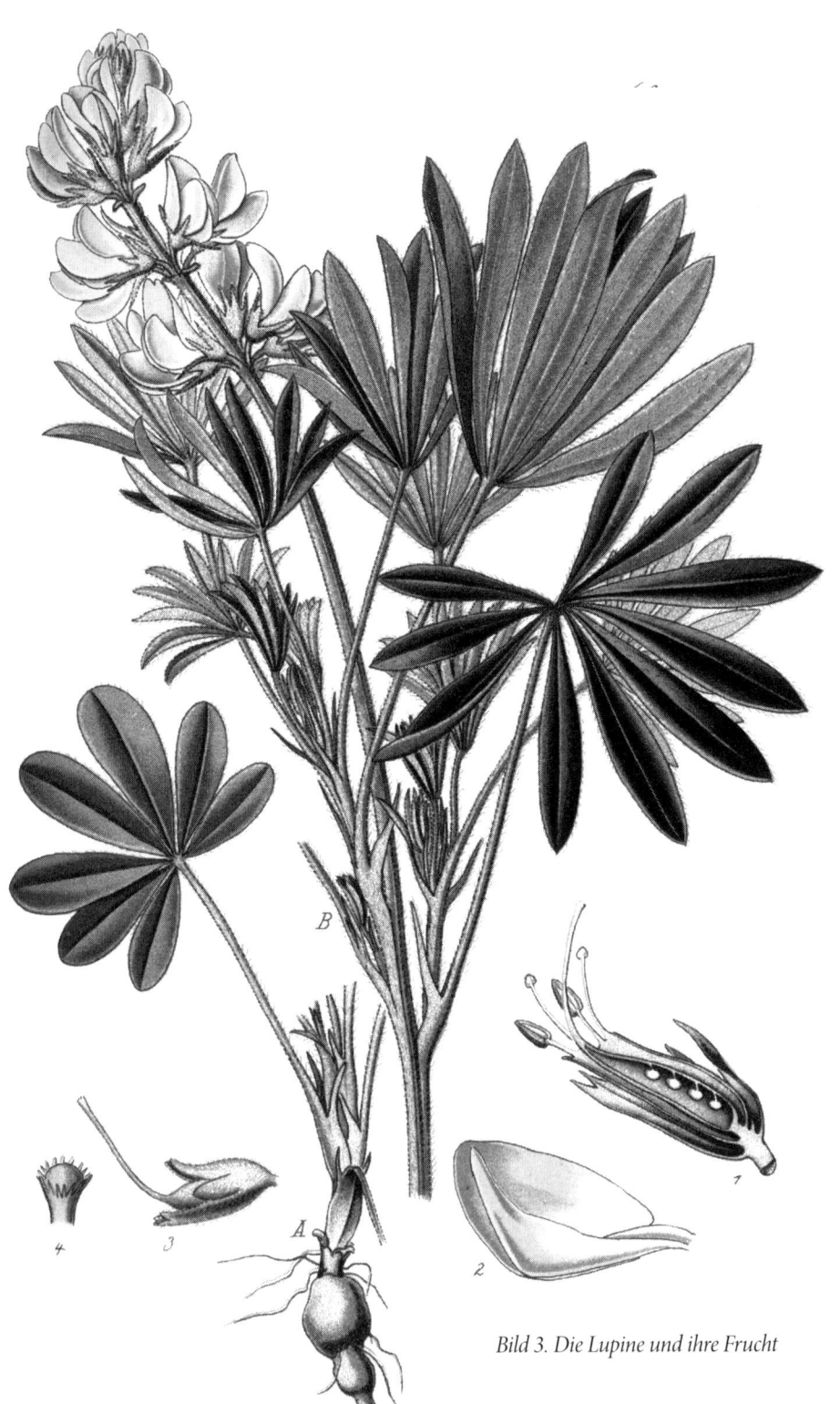

Bild 3. Die Lupine und ihre Frucht

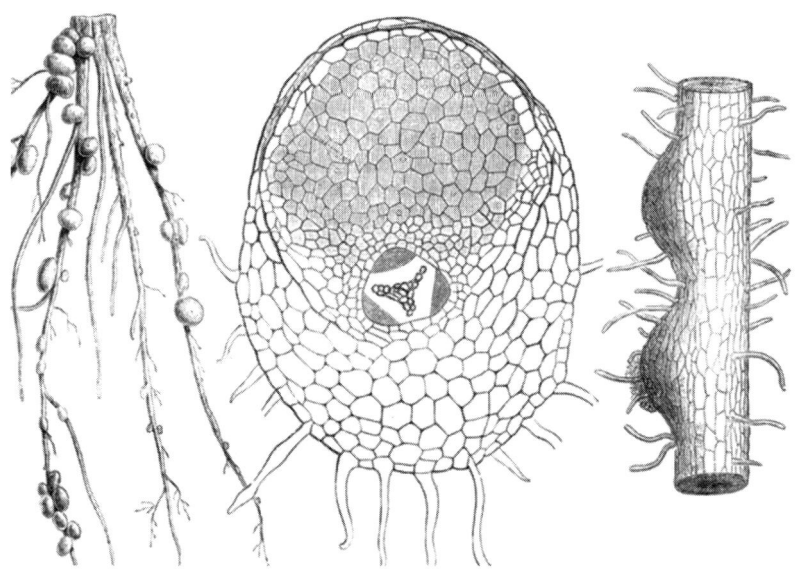

Bild 4. Wurzeln mit Knöllchen

Wenn die Pflanze aus ihrem Keim erwacht, ist sie noch frei von jeglichen Bakterien. Über die Wurzelhaare dringen die überall im Boden vorkommenden Rhizobium-Arten in die Wurzelrinde der Pflanze ein. Angelockt werden die Bakterien durch Botenstoffe, die von den Lupinen hierfür extra gebildet werden. Auf diese Signalproteine reagieren die Bakterien mit der Ausschüttung von Lipo-Oligosaccariden, die als „Nodulationsfaktoren" bezeichnet werden. Diese Faktoren führen zu einer Gegenreaktion in den Pflanzen. Die Wurzelhaare drücken die Bakterien gegen die Zellwände der Wurzelrinde, die daraufhin chemisch reagiert und die Wurzelzellen an dieser Stelle zum Wachstum anregt. Hierdurch entstehen die Knöllchen in den Wurzeln der Lupinen.

In den herangewachsenen Wurzelzellen machen sich nun die Bakterien breit und die Symbiose zwischen dem pflanzlichen Wirt und den Bakterien kann beginnen. Die Lupine liefert über die Hälfte ihrer hergestellten Kohlenhydrate, sowie Mineralstoffe und Proteine an die Bakterien und bezieht dafür im Austausch von den Bakterien organische Stickstoffverbindungen. Die Lupinen benötigen den Stickstoff zur Bildung ihrer Gene und zur Produktion lebenswichtiger Eiweißverbindungen.

Dadurch haben beide Partner einen großen nutzen voneinander, eine echte Symbiose. Man könnte sich diese Bakterien vorstellen wie die Bakterien im Darm des Menschen. Lebensnotwendig für die Verdauung und interne Vitalstoffbildung, sowie für das Immunsystem. Der Mensch wäre ohne diese Bakterien nicht lebensfähig. Nun finden sich die Knöllchenbakterien nicht nur auf der Oberfläche des Resorptionsorgans der Pflanze, nein, sie sind auch in den aufgeblähten Wurzelzellen der Knöllchen zu finden. Nach dem Eindringen durch die Wurzelhärchen machen sich die Bakterien im inneren der Zellen breit.

Eine solche Situation bezeichnet man als Endosymbiose. Auch hier gibt es Vergleiche mit „Bakterienabkömmlingen" im Menschen. In jeder Zellen leben Mitochondrien. Vor vielen Milliarden Jahren waren sie eigenständige Bakterien. Dies kann man heute noch durch ihre 27 Gene nachweisen. Man findet Gene also nicht nur im Zellkern, sondern auch in jedem einzelnen Mitochondrium einer Zelle. Nun besitzt eine durchschnittliche Körperzelle rund 1500 Mitochondrien. Leberzellen bis zu 7000 Mitochondrien, die weibliche Eizelle 100000 Mitochondrien. Um in zehn Monaten aus einer Eizelle einen Menschen zu erschaffen, bedarf es Unmengen an Energie in Form von ATP was in den Mitochondrien gebildet wird. Die Mitochondrien der Mutter werden über die Eizelle an das Kind weitergegeben. Die Genome der Mitochondrien sind organisiert wie die Gene der Bakterien. Der Herzmuskel arbeitet rund um die Uhr, ein ganzes Leben lang. Daher braucht dieser Muskel viel Energie in Form von ATP (Adenosintriphosphat). Dies ist das zelluläre Benzin mit dem die Zelle läuft. Aus diesem Grund bestehen rund 70% des Herzgewichtes aus blanken Mitochondrien.

Der Mensch versorgt seine Mitochondrien mit Bau- und Betriebsstoffen, diese wiederum geben den Zellen ihren Treibstoff. Ebenfalls eine echte Endosymbiose, wie bei den Zellen der Lupinen. Übrigens gehören beide Bakterienarten, die Vorläufer der Mitochondrien und die Knöllchenbakterien einer Bakterienfamilie an, den Proteobacteriae.

Eine weitere Aufgabe der Symbionten in den Lupinen besteht auch darin, Phosphorsäure aus dem Boden zu lösen was eine Phosphatdüngung der Lupinen unnötig macht. Kalkdünger mögen die Lupinen schon gar nicht. Ja, sie ist dagegen so empfindlich, dass sie auf kalkhaltigen Böden oder nach Kalkdüngung überhaupt nicht gedeiht.

Da ihre jungen Pflanzen leicht erfrieren, sät man sie nicht zu früh, erst im April. Im Mai könnte der ideale Saatzeitpunkt schon verpasst sein, weil dann ihr schlimmster Feind, die Lupinenfliege unterwegs ist um ihre Eier in die keimenden Pflanzen zu legen.

Keimfähiger Süßlupinensamen ist überall erhältlich. Da sie den unzugänglichsten Boden bewirtschaftungsfähig macht, wäre sie eine ideale Pflanze auch für den heimischen Garten. In vielen Neubaugebieten ist die Bodenqualität für die Errichtung eines schönen Gartens fragwürdig. Häufig wird Muttererde aus großen Entfernungen und für teures Geld herangefahren.

Da man in den ersten Jahren eher mit dem Innenausbau, als mit der Verschönerung des Gartens beschäftigt ist, wäre hier der richtige Zeitpunkt zum Anbau von Lupinen. Schnell gesät und anspruchslos gewachsen, lockern sie den Boden auf und erzeugen durch ihre Bakterien sowie Stoffwechselendprodukten eine optimale Dünnung des Bodens. Die Bepflanzung der späteren Jahre würde es dem Eigentümer danken.

Die Lupine wird flach gesät, nur ca. 2-4cm tief. Um prächtig zu gedeihen sollte man ihr einen Raum von 20cm gönnen. Nach der schönen Blüte erfolgt die Ernte durch abrupfen der reifen Samenschoten. Auf einem Laken lässt man die Schoten liegen und in der Sonne trocknen. Danach lassen sich die reifen Samen entnehmen und nach Trocknung verarbeiten.

Die Lupine –
mehr als nur die Summe ihrer Teile

Neben Vitaminen, Mineralstoffen und Spurenelementen werden die Lupinen auch als große Eiweißlieferanten verehrt. Die Aminosäuren in den Lupinen wirken im Verbund miteinander. Fehlt dem Organismus eine essentielle Aminosäure die er nicht selbst bilden kann, bricht die dazugehörige Proteinproduktion zusammen, was zu fatalen Folgen führen kann.

Ähnliches kennen wir von den Vitaminen. Beispielsweise um Vitamin E aufnehmen zu können, braucht unser Körper 27 Hilfsstoffe, so auch alle B-Vitamine. Fehlt ein Hilfsstoff, rauscht das Vitamin E durch den Verdauungstrakt hindurch und wird nicht über den Darm aufgenommen.

Was bringen also die hochpreisigen Vitamin E Produkte in der Apotheke, wenn diese – isoliert – entweder gar nicht oder nur zu einem geringen Teil im Körper ihre Wirkung entfalten?

Daher ist bei jedem Produkt das man einnimmt, immer darauf zu achten, dass nicht nur alle wesentlichen Wirkstoffe, die man beabsichtigt zuzuführen, sondern auch deren Hilfsstoffe darin enthalten sind. Bei der Vielzahl von Wechselwirkungen all dieser Substanzen wird schnell bewusst, dass ein künstlich hergestelltes Produkt seinen Versprechungen nie gerecht werden kann. Daher können nur Substanzen in ihrem natürlichen Umfeld optimal vom Organismus verstoffwechselt werden.

In den Lupinen befinden sich unzählige Inhaltsstoffe. Wenn auch die ein oder andere nur in Spuren vorkommt und oberflächlich betrachtet unwesentlich erscheint, so kann es sein, dass gerade diese Substanz wie ein Katalysator wirkt und deswegen unentbehrlich ist. Dies erklärt auch die erfolgreiche Anwendung vieler Pflanzenkonzentrate. Wir hören oft, dass sie wahre Wunder bewirken, und in vielen Fällen gibt es bereits unabhängige positive Studien.

„Natürlich passen diese Studien nicht in die Welt der Pharmaunternehmen. Natürliche Substanzen sind nicht patentierbar. Daher werden positive Studien zu Pflanzenkonzentraten, oder anderen Vitalstoffen und deren Kombinationen, gerne unterdrückt. Schlimmer noch, man macht Studien mit künstlichen Substanzen in unnatürlichen Zusammenhängen, um den Verbraucher zu verunsichern. Solche Studien haben gewollt immer einen negativen Ausgang.“

Die Studienergebnisse mit pflanzlichen Stoffen oder Pflanzenkonzentraten in physiologischen (naturgewollten) Zusammenhängen sind eindeutig positiv zu betrachten. Sie belegen die Wirkung der pflanzlichen Inhaltsstoffe in der Prävention, aber auch in der Therapie, besonders den chronischen Erkrankungen, denen in der Regel mit den herkömmlichen schulmedizinischen Methoden nur symptomatisch beizukommen ist.

Gerade deshalb ist es verständlich, warum so ungewöhnlich viele Verbraucher auch den Lupinen so großen gesundheitlichen Wert zuschreiben. Um diese näher zu beleuchten, muss man sich mit den Inhaltsstoffen und deren Wechselwirkungen zueinander vertraut machen. Leider sind bis heute nur ein geringer Prozentsatz aller pflanzlichen Inhaltsstoffe auf ihre pharmakologische Wirkung hin überprüft worden.

Die Forschung ist hier noch in den Kinderschuhen. Aber von rund 10% aller Farb- und Geschmacksstoffen kennen wir bereits die Wirkung, ferner auch die Aufgaben der Aminosäuren, Vitaminen sowie Mineralstoffen und Spurenelementen und deren Zusammenspiel.

Die Wirkstoffe der Lupine

Zu sagen, dieser oder jener Inhaltsstoff sei am wichtigsten ist mit Sicherheit falsch. Wie in einem Orchester niemals ein Instrument alleine für die Musik verantwortlich ist, so kann auch ein Wirkstoff nicht alleine maßgeblich für die positiven Wirkungen der Süßlupinen sein. Nur in ihrer Kombination entfalten die Vitalstoffe ihre volle Wirkung.

Zur Zeit ist es noch nicht möglich, alle Inhaltsstoffe der Lupinen aufzuführen. Die Lupine ist eine Pflanze aus der Familie der Schmetterlingsblütler innerhalb der Familie der Hülsenfrüchtler. Zur gleichen Familie gehören auch Erbsen, Kichererbsen oder die Erdnuss. Sie enthält wie alle Hülsenfrüchtler abertausende pflanzeneigene Farb- und Geschmacksstoffe, Aminosäuren, Vitamine, Mineralstoffe und Spurenelemente. Gerade die Farb- und Geschmacksstoffe, auch als sekundäre Pflanzenstoffe bekannt, wirken antioxidativ, antimikrobiell, antikanzerogen und entzündungshemmend.

Leider sind bis zum heutigen Tag nur sehr wenige der sekundären Pflanzenstoffe pharmakologisch untersucht. Von den wenigen, die man bisher erforscht hat, finden sich viele mit extrem positiven Eigenschaften und im Verbund lässt sich sagen, dass die meisten von ihnen lebensnotwendig sind. Sie verstärken sich gegenseitig in ihrer Wirkung und regenerieren Vitamine. Sie reparieren DNA-Schäden und fangen krebserregende Substanzen im Körper, bevor diese gesunde Zellen schädigen können und vieles mehr. Ein Großteil dieser sekundären Pflanzenstoffe ist hitzestabil und überlebt die Verarbeitung der Lupinensamen bis hin ins Endprodukt.

In Südamerika, wo man schon seit über dreißig Jahren Lupinen für die Humanernährung einsetzt, hat man festgestellt, dass die Lupinensamen eine blutzuckersenkende Wirkung haben.

Offenbar sind mehrere Inhaltsstoffe, da diese noch nich vollständig erforscht sind dafür verantwortlich. Wie die Untersuchung im Heidelberger Institut für Pharmazie und Molekulare Biotechnologie von Prof. Wink zeigen konnten, greifen die Lupinenalkaloide auch an einen Kaliumkanal von Pankreaszellen an. Die Hemmung bewirkt eine Freisetzung von Insulin. Über diesen Wirkmechanismus funktionieren auch einige der oralen Antidiabetika (z.B. Glibenclamid).

Die Erforschung der potentiellen Vorteile der Phytoöstrogene, Phytosterole, Vitamine und allgemein der Antioxidantien für die menschliche Gesundheit (Prävention von Krebs, Bluthochdruck, Diabetes, Osteoporose, Herz-Kreislauferkrankungen) steht erst am Anfang. Auf diesen Gebieten besteht noch ein hoher Forschungsbedarf – nicht nur bei den Lupinen.

Aminosäuren – Bausteine des Lebens

Die Wichtigkeit der Proteine auf den menschlichen Organismus ist heute noch unüberschaubar, da die bisherige Forschung sich nur unzureichend mit diesen Bausteinen des Lebens auseinander gesetzt hat. Einiges ist bekannt, aber jeden Tage werden neue Zusammenhänge ans Tageslicht gebracht. In den Früchten der Lupinen sind die essentiellen Aminosäuren in reichlichen Mengen enthalten. Bei näherem Betrachten zeigt sich, dass die Lupinenfrüchte neben essentiellen, also für den Menschen lebensnotwendigen Aminosäuren, auch einige nichtessentielle Aminosäuren in ausgewogener Vielfalt enthalten. Die nichtessentiellen Aminosäuren kann der Körper aus den essentiellen Aminosäuren bilden. Jedoch bei erhöhtem Bedarf, beispielsweise in der Wachstumsphase oder bei Regenerationsprozessen, macht auch die Zufuhr dieser Aminosäuren Sinn.

Aminosäuren sind die wichtigsten Baustoffe zur Gewichtsreduktion, zum Erhalt der Jugend und für mehr Leistung durch einen verstärkten Muskelaufbau. Der Mensch besteht, abgesehen von Wasser, zum größten Teil aus Eiweiß. Der Körper braucht die Proteine für Vitalität, Kraft und Leistung. Alle Körperfunktionen sind auf eine regelmäßige Zufuhr von hochwertigen Aminosäuren angewiesen. Sie sind für ein starkes Immunsystem ebenso wichtig wie für den Aufbau von Muskeln, Haut, Haaren, Knochen oder Hormonen. Auch das Gehirn braucht Aminosäuren für Konzentration, gute Laune und innere Ausgeglichenheit. Auch die Hämoglobinproduktion (roter Blutfarbstoff) ist wie eingangs erwähnt nur durch eine genügende Zufuhr von Aminosäuren möglich. Von den bis heute bekannten Aminosäuren oder – wie sie auch genannt werden – Aminocarbonsäuren, soll hier nur auf die in den Lupinensamen enthaltenen Aminosäuren eingegangen werden. Die Aminosäuren in der Süßlupine sind in der Tabelle als Durchschnittswerte angegeben, sie schwanken leicht zwischen den einzelnen Sorten und sind natürlich von den Wachstumsbedingungen der Pflanzen abhängig. Daher ist die Menge der Vitalstoffe bei pflanzlichen Produkten immer leichten Schwankungen unterworfen.

Aminosäure	g/100g Lupinensamen
L-Arginin	10,53
L-Histidin	2,17
L-Lysin	5,08
L-Valin	4,02
L-Isoleucin	3,72
L-Leucin	6,81
L-Phenylalanin	4,02
L-Methionin	1,00
L-Threonin	3,92
L-Tryptophan	1,20
L-Cystein	1,72
L-Prolin	4,20
L-Tyrosin	4,02
L-Serin	5,57
L-Glutaminsäure	22,70
L-Glycin	4,33
L-Alanin	3,10
L-Asparagin	9,46

In reinem Zustand sind die Aminosäuren ausnahmslos feste, kristallisierende Stoffe, die sich in Wasser meist leicht, in Alkohol nicht oder nur schwer lösen. Sie können sich als Säuren und Basen zugleich betätigen. Da sie eine COOH-Gruppe besitzen, erhalten sie die Reaktionsfähigkeit einer organischen Säure, durch die NH_2-Gruppe erlangen sie gleichzeitig basische Eigenschaften.

Die Aminogruppe kann wie NH_3-Säuren addiert werden, wobei meist wasserlösliche Salze entstehen. Wenn man eine organische Säure mit einer NH_2-Verbindung zusammenbringt, so neutralisieren sich beide Stoffe innerhalb des einzelnen Moleküls. Die NH_2-Gruppe wird durch die benachbarte COOH-Gruppe neutralisiert und es entstehen Salze, die man als Zwitterionen bezeichnet, da sie gleichzeitig zwei elektrische Ladungen besitzen.

Die Zwitterionen der Aminosäuren verhalten sich elektrisch neutral, sie wandern im elektrischen Feld weder nach dem Pluspol noch nach dem Minuspol, sie sind also in einem „isoelektrischen Zustand". Die elektrochemische Doppelnatur der Aminosäuren ist eine der Ursachen für das mannigfaltige physikalisch-chemische Verhalten dieser Eiweißbaustoffe.

Der Aufbau der Aminosäuren in menschlichen, pflanzlichen und mikrobiellen Zellen kann nur durch hydrierende Animierung vor sich gehen. Den meisten Organismen - auch dem Menschen - fehlt die Fähigkeit, sämtliche zum Bau ihrer lebenswichtigen Proteinkombinationen nötigen Aminosäuren selbst herzustellen. Sie müssen mit der Nahrung zugeführt werden. Viele krankhafte Zustände sind möglicherweise nur Anzeichen einer allgemeinen Hemmung der Synthese von lebenswichtigen Eiweißverbindungen. Wegen des unbemerkten, ständigen Verbrauchs von essentiellen Aminosäuren ist der Körper auf eine dauernde Zufuhr dieser Substanzen angewiesen.

Wie hoch der Bedarf an Aminosäuren bei der täglichen Proteinsynthese ist, konnte Prof. Dr. Nicolai Worm in seinen Studien nachweisen. Durch Verabreichung von radioaktiv markierten Aminosäuren konnte er nachweisen, dass sich die Körperproteine in einem dynamischen Gleichgewicht mit ihren Bausteinen befinden. Wenn eine einzige Aminosäure fehlt, ist die Eiweißsynthese blockiert.

Es kommt zu krankhaften Zuständen wie Hypoproteinämie (zu wenig Eiweiß im Blut), Anämie, Ödembildung (Wassereinlagerung im Gewebe), verzögerter Wundheilung, verringerter Antikörpergehalt im Blut, Organschädigungen, verminderter Toleranz für Gifte da die Entgiftung durch Aminosäuremangel gestört ist, Muskelatrophie, Hautveränderungen und viele mehr.

Eine erhöhte Anforderung an die Proteinsynthese stellen Wachstum, Schwangerschaft, Flüssigkeitsverlust nach Verbrennungen, Eiterungen und Regeneration von Gewebe dar. Diese Situationen bedingen eine verstärkte Zufuhr der essentiellen Aminosäuren.

Bei bestimmten Stressbedingungen kann die Synthesefähigkeit des Organismus nachlassen, so dass zusätzliche Aminosäuren zugeführt werden müssen. Die ungeahnten Anwendungsmöglichkeiten der Aminosäuren in der Medizin ergeben sich aus ihrer grundlegenden biochemischen Bedeutung.

Aminosäuren sollten nicht nur bei Zuständen hohen Proteinverbrauchs oder bei Proteinverlust zugeführt werden, sondern auch dann, wenn die Verdauung der Nahrungsproteine durch Störungen des Magen-Darm-Traktes verzögert ist.

L - Phenylalanin, $C_9H_{11}NO_2$

Phenylalanin ist die Vorstufe für Tyrosin. Daraus bildet der Körper Adrenalin und Thyroxin. Adrenalin ist ein Stresshormon und schafft als solches die Voraussetzungen für die rasche Bereitstellung von Energiereserven, die in gefährlichen Situationen das Überleben sichern sollen (Kampf oder Flucht). Das Thyroxin ist eines der am längsten bekannten Hormone. Es steuert den Grundumsatz, indem es den Abbau von Kohlenhydraten und Fetten in einer jeden Zelle steuert. Therapeutisch verwendet man es daher unter anderem bei krankhafter Fettsucht. Ein Mangel an Thyroxin begünstigt Fettleibigkeit, Kreislaufprobleme, Müdigkeit und viele weitere Erkrankungen.

Selbst Krebs kann in letzter Konsequenz durch einen Thyroxinmangel begünstigt werden. Die Mitochondrien dienen der Energiegewinnung in allen Körperzellen. Eine Ursache von Krebs, kann der Zusammenbruch der zellulären Energiegewinnung sein. Fehlt Thyroxin wirkt sich das negativ auf die Leistung der Mitochondrien und damit auf den Sauerstoffwechsel der Zellen aus. Kommen weitere Faktoren die sich negativ auf die Energiegewinnung auswirken dazu, begünstigt dies die Umschaltung der Zelle hin zu einem Gärungsstoffwechsel.

Der Gärungsstoffwechsel stellt in diesem Zusammenhang eine Art Notstromaggregat dar. Im Gärungsstoffwechsel werden rund 140 Substanzen produziert, die die Zelle zur Zellteilung anregen. Krebszellen laufen immer im Gärungsstoffwechsel. Phenylalanin fördert auch die Pigmentbildung der Haut und ist somit für die dunklere Hautfarbe verantwortlich. Nicht umsonst versucht man Vitiligo (Weißfleckenkrankheit), bei der die Produktion des Hautfarbstoffes (Melanin) in begrenzten Arealen der Haut zusammengebrochen ist, mit Phenylalanin und Kupfer zu beeinflussen.

Die Bräunung der Haut soll die Haut vor Strahlenschäden aus dem Sonnenlicht schützen. Somit fördert ein Mangel an Phenylalanin die Entstehung von Hautkrebs.

Ferner ist Phenylalanin für die Reifung der roten Blutkörperchen im Knochenmark notwendig. Ein Mangel kann hier die Entstehung von Anämien begünstigen. Mangelnde Zufuhr von Phenylalanin verursacht ferner Störungen der Schilddrüse und der Nebennierenfunktion und damit Störungen im hormonellen System des Körpers mit all den dazugehörigen Folgekrankheiten. Auch auf den Blutdruck wirkt sich das Phenylalanin aus. Ein Mangel begünstigt Hypotonie (erniedrigter Blutdruck).

L - Leucin, $C_6H_{13}NO_2$ und L - Isoleucin, $C_2H_{13}NO_2$

Das hormonelle System wird durch Leucin sowie Isoleucin aktiviert. Mangelnde Zufuhr verursacht eine Schrumpfung der Hoden, des Thymus und der Nebennieren, aber auch der Leber. Am Muskelstoffwechsel sind Leucin und Isoleucin ebenfalls beteiligt. Die Leber ist das wichtigste Stoffwechsel- und Entgiftungsorgan, die Hoden dienen der Fortpflanzung und der in der Brust sitzende Thymus, ist in der Kindheit wichtig für die Schulung neu gebildeter weißer Blutkörperchen.

Gerade in den ersten Lebensjahren finden hier wichtige Immunprozesse statt, die sich den Rest des Lebens auf das Immunsystem auswirken. Die Nebennieren produzieren eine Vielzahl wichtiger Hormone. Es entsteht ein hormonelles Chaos im Körper wenn nicht genügend Leucin, Isoleucin mit der Nahrung zugeführt wird.

Die Hyphophyse ist die Schaltstelle im Gehirn, an der Nervensignale in hormonelle Signale umgewandelt werden. Ein Mangel an Leucin führt zu einer Zellvermehrung in diesem Bereich und damit zu allen möglichen Erkrankungen der Hypophyse, sowie den daraus entstehenden Folgekrankheiten, da Schäden an der Hypophyse die Signalweiterleitung beeinflussen und somit zu unzähligen Fehlsteuerungen im Körper führen.

L - Valin, $C_5H_{11}NO_2$

Der Name Valin leitet sich vom lateinischen „validus" ab und bedeutet soviel wie kräftig und gesund. Isoliert wurde Valin erstmals 1901 aus dem Casein, einem Milcheiweiß. Valin ist notwendig zur Erhaltung der Leistungsfähigkeit des muskulären Apparates und für die Fähigkeit zu koordinierten Bewegungen. Beispielsweise dient Valin, wie die beiden anderen Aminosäuren mit verzweigter Kohlenstoffkette Leucin und Isoleuzin, der Ernährung der Muskulatur.

L - Threonin, $C_4H_9NO_3$

Threonin, obwohl essentiell, ist genauso wie Valin eine der weniger gut erforschten Aminosäuren. Sie erfüllt Funktionen im Immunsystem, bei der Blutherstellung, ist Bestandteil vieler Enzyme und Hormone und im Harnsäure-Stoffwechsel von Bedeutung. Die Aminosäure wird bei körperlicher Belastung (Sport) zur Energiegewinnung herangezogen.

Threoninmangel führt zu Ödemen (Wassereinlagerungen), Hodenatrophie (Hodenverkümmerung), Gewichtsverlust und Unterbrechung des Wachstums.

L - Glutaminsäure, $C_5H_9NO_4$

Glutaminsäure kann in kleinen Mengen im Körper gebildet werden. Der größte Teil unseres Bedarfs an Glutaminsäure wird jedoch durch die Nahrung geliefert. Glutaminsäure wird hauptsächlich für die Proteinherstellung und für die Umwandlung zu Glutamin verwendet. Glutamin ist die Aminosäure, die im Körper am meisten vorkommt und viele wichtige Funktionen hat. Glutamin dient zusammen mit Cystein als Ausgangsmaterial zur Herstellung von Glutathion, einer lebenswichtigen Substanz die in jeder einzelnen Zelle ihre Wirkung entfaltet. Für die Vitalität und Funktionsfähigkeit der Zelle ist es unentbehrlich, da es unter anderem bei der Zellteilung mitwirkt und als Superantioxidans Zellgifte und krebserregende Stoffe neutralisiert.

Die wohl wichtigste Aufgabe besteht darin, sogenannte Reaktive Sauerstoff-Spezies (ROS) in den Zellen unschädlich zu machen. Zu diesen zählen einerseits die freien Radikale, also instabile, hochreaktive Atome oder Moleküle, die über mindestens ein freies Elektron verfügen. Andererseits zählen stabile Moleküle wie Wasserstoffperoxid zu den ROS. Beide Arten entstehen im Zellstoffwechsel und wirken als Oxidantien, dies bedeutet, sie entreißen anderen Molekülen Elektronen und lösen so oftmals eine chemische Kettenreaktion aus. Dies lässt die Zellbestandteile denaturieren, was Zellschäden hervorrufen und die Entstehung von Krankheiten begünstigen kann.

ROS entstehen im Sauerstoffstoffwechsel der Zellen innerhalb vieler physiologischer Prozesse, so bei der Zellatmung aber auch bei der Abwehr von Viren oder Bakterien. Die ROS werden außer vom Glutathion auch von den Antioxidantien weggefangen. Daher wirkt sich eine ungesunde Ernährung negativ auf den Abbau der ROS aus. Nun muss die Zelle vermehrt auf das Glutathion zurückgreifen, was dessen Reserven belastet. Im Falle einer Viren- oder Pilzinfektion versucht die Zelle diese Eindringlinge mit Stickoxidgas zu bekämpfen. Für die Entdeckung dieses zellinternen Immunsystems wurde 1998 der Nobelpreis der Medizin verliehen.

Überschüssiges NO-Gas muss von der Zelle mit der Hilfe von Glutathion abgebaut werden. Wenn das NO-Gas nicht ausreichend abgebaut wird, kann es die eigenen Zellen schädigen, was bis hin zu Rheuma führen kann. Außerdem unterstützt Glutathion die Aktivität der Abwehrzellen und kann die Entgiftungsfunktion der Leber unterstützen. Glutamin wird (im Unterschied zu Glutaminsäure) vom Gehirn ohne Schwierigkeit aufgenommen und zu Gamma-Aminobuttersäure (GABS) umgewandelt.

GABS ist eine wichtige Substanz, die eine beruhigende, besänftigende Wirkung auf das Nervensystem hat. Glutamin ist die wichtigste Energiequelle in den Zellen und wird in vielen Geweben des Körpers gebraucht, um Energie zu produzieren. Es ist als Energielieferant unentbehrlich für Darmwände und das Immunsystem. Glutamin kann von der Leber aufgenommen und in Glukose umgewandelt werden, um so bei Bedarf den Blutzuckerspiegel im Gleichgewicht zu halten.

An der Harnstoffbildung sowie an der Reaktivierung der Enzymsysteme, die Nervenbotenstoffe aufbauen, ist Glutaminsäure beteiligt. Sie wirkt verbessernd auf die Funktion des Gehirns und hat sich sogar schon bei Epilepsie bewährt. Das Zellgift Ammoniak, das als Stoffwechselendprodukt und besonders bei einer zu hohen Eiweißzufuhr entsteht, kann zu Depressionen und Konzentrationsstörungen führen und muss rasch abgebaut und ausgeschieden werden.

Glutamin und Glutaminsäure, haben eine enorme Bedeutung im Gehirnstoffwechsel, da sie unter anderem eine ammoniakbindende und damit entgiftende Funktion für den Gehirnstoffwechsel haben.

L - Arginin, $C_6H_{14}N_4O_2$

Arginin spielt in der Muskelfunktion, beim Wachstum und bei der Wundheilung eine wichtige Rolle. Es reguliert und unterstützt das Immunsystem und wirkt antiviral und hemmt das Wachstum von Tumoren. In einigen klinischen Studien wurde L-Arginin komplementär zur Chemotherapie eingesetzt (Heys 1998, Brittenden 1994). Bei den Brustkrebspatientinnen zeigte sich durch das Arginin ein besseres Ansprechen der Chemotherapie.

Es ist auch beteiligt an der Herstellung von Stickoxid (NO). NO wird in den Zellen der Gefäßwände gebildet. Es entspannt die Gefäßwende und senkt damit den Blutdruck. NO-Gas wird aber auch in den Zellen zur Abwehr intrazellulärer Erreger gebraucht. Das Immunsystem eines Menschen wirkt nur mittels Abwehrzellen und Antikörpern außerhalb der Zellen. Es gibt aber auch Erreger die sich in den Zellen breit machen und sich so vor dem Immunsystem verstecken. Diese Erreger, wie beispielsweise Borrelien werden in den Zellen durch NO-Gas angegriffen das in den Mitochondrien gebildet wird. Hierzu ist aber Arginin ein wichtiger Faktor in der Produktion des NO-Gases.

Der Blutzucker kann durch Arginin gesenkt werden. Arginin verbessert die Sensitivität der Zellen gegenüber Insulin. Da es auch an der Produktion antioxidativer Substanzen beteiligt ist, senkt es auch den Homocystein-Wert, der als Vorsorgemarker vieler bösartiger Krankheiten und Durchblutungsstörungen gilt. Ferner stimuliert es die Hirnanhangsdrüse vermehrt Botenstoffe für das Hormonsystem zu bilden. Es fördert die Fettverbrennung, entgiftet die Leber. Ein Mangel an Arginin wirkt sich unter anderem auch negativ auf die Zeugungsfähigkeit von Männern aus.

L - Lysin, $C_6H_{14}N_2O_2$

Das Lysin ist wichtig für die Kalziumresorption aus dem Darm. Es fördert die Einlagerung von Kalzium in den Knochen und ist für die Bildung verschiedener Proteinkombinationen unerlässlich. Es spielt beim Wachstum und dem Aufbau von Muskelmasse eine wichtige Rolle. Ferner auch bei der Produktion von Antikörpern und Hormonen. Es verbessert die Konzentrationsfähigkeit und wirkt sich bei chronischer Müdigkeit positiv aus. Eine weitere wichtige Aufgabe besteht auch darin, dass diese Aminosäure über anti-depressive Eigenschaften verfügt.

Lysin ist auch ein wesentlicher Bestandteil von Kollagen. Kollagen ist wiederum eine Bausubstanz von Haaren, Zähnen, Knochen, Blutgefäßen und Sehnen. Typische Erscheinungen bei Lysinmangel sind Wachstumsstörungen, Störungen des Knorpelwachstums, Unregelmäßigkeiten im weiblichen Zyklus, der Milchbildung, Anämie, Knochenschwund (Osteoporose), Muskelabbau, Kopfschmerzen, Übelkeit und Hörstörungen.

L - Tryptophan, $C_{11}H_{12}N_2O_2$

Das Tryptophan ist wichtig für die Energieproduktion einer jeden Zelle. Ebenso spielt es im Gehirn- und Leberstoffwechsel eine wesentliche Rolle. Es ist Ausgangsprodukt für die Bildung des Neurotransmitters Serotonin und hat dadurch einen antidepressiven aber auch schmerzstillenden Effekt. Ein Mangel zeigt sich in vorzeitiger Alterung, schlechter Verdauung und Schlaflosigkeit, Kopfschmerzen und Schwindelgefühle. Weitere Mangelsymptome sind Karies der Zähne, Haarausfall, Sterilität und degenerative Prozesse an den Augen.

L - Cystein, $C_3H_7NO_2S$

Das Cystein gehört zu den schwefelhaltigen Aminosäuren und hat daher eine hohe Entgiftungsfunktion. So ist es auch beteiligt an der Ausscheidung von Schwermetallen. Es bindet die Schwermetalle und spült diese so aus dem Gewebe heraus. Ferner ist es wichtig in der Abwehr freier Radikale, es kann auch behilflich sein bei der Behebung von Schäden die durch Rauchen oder Alkohol entstanden sind. Es spielt eine wesentliche Rolle in der Reparatur der DNA.

Cystein ist mit an der Bildung des schon beschriebenen Gluthation beteiligt. Es wirkt sich daher auch schützend aus gegen die Folgen einer Röntgenbestrahlung. Sein Fehlen verursacht Leberatrophie und Lebernekrose (Zelluntergang in der Leber), Hautschäden und begünstigt Wassereinlagerungen.

Für eine optimale Verstoffwechselung des Cystein benötigt der Körper hohe Mengen an natürlichem Vitamin C und die ganze Reihe der B-Vitamine.

L - Histidin, $C_6H_9N_3O_2$

Histidin ist zur Herstellung der Folinsäure (Abbauprodukt der Folsäure, Vitamin B_4), zum Aufbau der Nucleinsäure (Erbmaterial) und des Hämoglobins (roter Blutfarbstoff) unbedingt notwendig. Fehlt diese Aminosäure, kommt es zu Anämie und zum Muskelschwund. Im Laufe der ersten 28 Tage einer Schwangerschaft können Defekte des Neuralrohres (Rückenmarkkanals) beim Embryo gebildet werden, eine ausreichende Menge an Folinsäure kann dies verhindern.

Zur Herstellung der Folinsäure aus Folsäure benötigt der Körper aber das Histidin. Eine Supplementierung in einer Studie bei Schwangeren ergab ein höheres Gewicht der Neugeborenen und einen besseren und schwerer aufgebauten Mutterkuchen. Dieser versorgt das heranwachsende Kind im Mutterleib. Leider wird von den Frauenärzten bis heute nur zu einer Gabe von Folsäure in der Schwangerschaft geraten, ohne auf eine ausreichende Versorgung mit Histidin zu achten. Somit sind die Lupinen eine ideale Möglichkeit um einen solchen Schaden in einer Schwangerschaft zu vermeiden. Histidin ist wichtig für den reibungslose Funktion der unwillkürlichen Muskulatur (Darm, Wehen, Bronchien, Arterien u.a.).

Ferner hat sich Histidin erfolgreich in der Behandlung allergischer Erkrankungen und der rheumatoiden Arthritis, eine durch Rheuma bedingte Gelenksentzündung, einsetzen lassen. Auch spielt es bei der Verwertung von Zink und der Produktion des Neurotransmitters Glutamat eine entscheidende Rolle.

L - Tyrosin, $C_9H_{11}NO_2$

Tyrosin ist die Vorstufe für Adrenalin, Dopamin, Noradrenalin und Thyroxin.

Das Glückshormon Dopamin ist neben seinen Eigenschaften im Gehirn für die Durchblutung und einem Teil der Nierenfunktion unerlässlich. Die beiden Stresshormone Adrenalin und Noradrenalin steuern die Energieproduktion in den Zellen und werden bei Stresssituationen vermehrt ausgeschüttet. Ist dies durch einen Tyrosinmangel nicht der Fall, besteht trotz Stress ein Stresshormonmangel, was zu einem Burnout-Syndrom führt. Es fördert die Pigmentbildung der Haut und die Reifung der roten Blutkörperchen im Knochenmark.

Mangelnde Zufuhr von Tyrosin verursacht Störungen der Schilddrüsen- und Nebennierenfunktion, Pigmentstörungen und niedrigen Blutdruck, Depressionen und Angstzustände.

L - Methionin, $C_5H_{11}NO_2S$

Methionin spielt ebenso eine sehr wichtige Rolle bei vielen verschiedenen Prozessen im menschlichen Körper. Der enthaltene Schwefel ist essenziell wichtig für den Aufbau von jeder Art von Gewebe und wird vom Körper regelmäßig benötigt. Auch Haare und Nägel benötigen den Schwefel, um wachsen zu können. Besonders aktiv wirkt diese Aminosäure in Gehirn und Leber.

Verwendung findet die Aminosäure bei zahlreichen Krankheiten wie zum Beispiel bei Allergien, Arthrose, sowie bei Depressionen, Harnwegsinfektionen und bei der Entgiftung.

Methionin regt die Produktion von Östrogen an und wirkt auch positiv bei Leberstoffwechselstörungen. Ein Mangel an Methionin führt unter Umständen zur Bildung von Ödemen (Wassereinlagerungen im Gewebe) und macht die Betroffenen anfälliger für Infektionen.

L - Serin, $C_3H_7NO_3$

Serin gilt als nicht essentiell, da unser Körper sie aus Threonin und Glycin herstellen kann. Serin ist wichtiger Bestandteil zahlreicher Enzyme. Serin ist nicht nur Bestandteil der Proteine, sondern gehört als Phosphatidyl-Serin auch zur Grundstruktur vieler Membranen. Dabei liegt es in den Zellmembranen des Gehirns in besonders hoher Konzentration vor und steht hier in Kontakt zu vielen intrazellulären Prozessen.

Auf diese Weise spielt Serin eine entscheidende Rolle bei der Signalübertragung der Nerven. Ein Mangel führt zu Konzentrationsstörungen und Unaufmerksamkeit. Studien an älteren Personen haben beispielsweise ergeben, dass die Gabe von Serin eine deutliche geistige Leistungssteigerung zur Folge hat. Das Kurzzeitgedächtnis, die Aufmerksamkeit und das Erinnerungsvermögen nahmen bei den Probanten zu.

Die beiden Aminosäuren Cystein und Tryptophan können aus Serin hergestellt werden. Auch der Neurotransmitter Acetylcholin wird über mehrere Zwischenstufen aus Serin gebildet. Dieser Botenstoff ist für die Informationsübertragung im Nervensystem und für die Kontraktion der Skelettmuskulatur notwendig.

Acetylcholin scheint darüber hinaus ebenfalls an Lernprozessen beteiligt zu sein. Als Hormon hat es Auswirkungen auf verschiedene Organe. So wirkt es beispielsweise blutdrucksenkend, beschleunigt die Darmbewegung und erhöht die Sekretion aller Verdauungsdrüsen.

L - Glycin, $C_2H_5NO_2$

Ein Blick auf die Wirkung von Glycin bringt drei unterschiedliche Schwerpunkte hervor. Zunächst einmal gilt es hierbei zu erwähnen, dass diese Aminosäure in fast jeder Eiweißverbindung im Körper vorkommt, weshalb die Rolle als Proteinbestandteil zu den wichtigsten Funktionen des Glycins zählt.

Doch auch für den menschlichen Stoffwechsel ist diese Aminosäure überaus wichtig. In diesem Zusammenhang ist nämlich zur erwähnen, dass der Stoffwechsel des Thymin an das Glycin gekoppelt ist. Thymin kann also seine Wirkung nur in Verbindung mit Glycin entfalten.

Die Aminosäure Glycin ist auch für das Nervensystem sehr wichtig. Hierbei wirkt es als Glycinrezeptor in Neurotransmittern, welche als Signalstoffe im menschlichen Nervensystem arbeiten.

L - Alanin, $C_3H_7NO_2$

Alanin kann vom Körper aus anderen Aminosäuren, aber auch aus dem Pyruvat (Endprodukt des Zuckerstoffwechsels) hergestellt werden und ist deshalb nichtessenziell. Ebenso wie der Organismus Alanin aber aus diesem Endprodukt des Glukoseabbaus bilden kann, ist eine Umwandlung in die andere Richtung möglich. Bei Energiebedarf oder Kohlenhydratmangel wird über mehrere Zwischenstufen aus der Aminosäure Zucker hergestellt. Alanin spielt daher vor allem bei der raschen Energielieferung eine große Rolle.

Wenn im Blut nicht mehr genügend Zuckerreserven vorhanden sind wird Alanin in Zucker umgebaut. Es erhöht aber auch den Blutzuckerspiegel, indem es die Ausscheidung von Glucagon aus der Bauchspeicheldrüse anregt. Dieses Hormon ist der direkte Gegenspieler des Insulins und fördert zusätzlich die Glukoseherstellung aus Aminosäuren (Glukoneogenese). Auf diese Weise wird der Blutzuckerspiegel reguliert und der Körper erhält selbst in Fastenzeiten genügend Energie.

Untersuchungen haben gezeigt, dass Alanin in hohen Konzentrationen im Prostatasekret vorkommt und die Vorsteherdrüse möglicherweise vor einer krankhaften Vergrößerung schützen kann. Denn Patienten mit einer Prostatahypertrophie und dem damit verbundenen häufigen Wasserlassen konnten durch die Einnahme von Alanin und zwei weitere Aminosäuren (Glutaminsäure und Glycin) ihre Beschwerden lindern.

Es gibt aus diesem Grund Präparate aus Aminosäuren bei gutartiger Prostatavergrößerung. Zwar ist die genaue Wirkungsweise noch nicht erforscht, aber offensichtlich führt Alanin aber zu einer Abschwellung des Drüsengewebes.

L - Asparagin, $C_4H_8N_2O_3$

Asparagin fördert die Entgiftung des Körpers durch die Anregung der Nierenproduktion. So wirkt Asparagin harntreibend, aber auch blutreinigend. Zudem spielt Asparagin eine wichtige Rolle beim Abbau von Alkohol im Blut und entlastet so die Leber. Im Körper fungiert Asparagin als Ausgangsstoff für die Produktion chemischer Botenstoffe, die für die Signalübertragung der Nervenzellen notwendig sind. Damit übt Asparagin eine positive Wirkung auf die Funktion des Gehirns und den Gemütszustand aus. Asparagin ist weiterhin am Transport von Stickstoff beteiligt der für verschiedenste biochemische Reaktionen gebraucht wird.

Asparagin ist auch wichtig für das Immunsystem, da es an der Bildung von Zucker-Eiweiß-Molekülen, den Glykoproteinen beteiligt ist und dem Immunsystem dabei hilft, körpereigenen Zellen von Fremdzellen zu unterscheiden. Ein Mangel an Asparagin kann daher Autoimmunkrankheiten begünstigen. Also Krankheiten bei denen das Immunsystem körpereigene Zellen als körperfremd erkennt und angreift. Asparagin wirkt positiv bei niedrigem Blutdruck, Nierenfunktionsstörungen, Herzrhythmusstörungen und einigen Lebererkrankungen.

Mineralstoffe und Spurenelemente

Ähnlich wie die Aminosäuren, sind auch die Mineralstoffe lebensnotwendig für den Körper, da sie unter anderem auch Bestandteile von Enzymen, Proteinen und Hormonen sind. Deshalb ist eine regelmäßige und ausreichende Zufuhr lebenslang notwendig. Spuren- und Mengenelemente werden in der Fachsprache zu Mineralstoffen zusammengefasst.

Spurenelemente oder Mikronährstoffe kommen im Körper nur in kleinsten Mengen vor und werden auch nur in kleinsten Mengen benötigt – deshalb der Name. Spurenelemente in den Lupinen sind Mangan, Eisen, Kupfer, Zink, sowie Selen und Kobalt. Mengenelemente oder Makronährstoffe kommen im Körper in vergleichsweise großen Mengen vor und müssen daher auch in größeren Mengen zugeführt werden.

Die in Lupinen enthaltenen Mengenelemente sind Kalium, Natrium, Calcium, Phosphor und Magnesium. Mangelerscheinungen bei den Mineralstoffen und Spurenelementen können vielfältige Ursachen haben. Durch veränderte Anbaubedingungen in der nichtökologischen Landwirtschaft haben viele Pflanzen einen geringeren Gehalt an Mineralstoffen und Spurenelementen, beispielsweise Zink und Selen. Außerdem kann eine einseitige Ernährung eine Übersäuerung des Körpers bewirken, die wiederum mit einem Mangel an Mineralstoffen einhergeht. Aber auch durch starkes Schwitzen oder auch bedingt durch akute und erstrecht chronische Durchfallerkrankungen, kann der Haushalt durcheinander kommen. Ferner verbrauchen alle chronischen Erkrankungen massenhaft Mineralstoffe. Auch das kann zum Absinken der Depots führen. Wenn das Verhältnis der Säuren zu den basisch wirkenden Mineralstoffen nicht stimmt, ist man ausgelaugt, nun überwiegen die Säuren. Jetzt spricht man davon, dass eine Person übersäuert ist. Übersäuerung bedeutet also nicht nur, eine erhöhte Zufuhr von säurebildenden Nahrungsmitteln, sondern auch ein Mangel an den basischen Mineralstoffen, oder den ebenso basisch wirkenden sekundären Pflanzenstoffen und Vitaminen.

Einen vorübergehenden Mangel kann der Körper durch eine verringerte Ausscheidung und gesteigerte Aufnahme aus dem Darm ausgleichen. Eine längerfristige Mangelversorgung kann jedoch zu ernsthaften Erkrankungen führen. In der Tabelle kann man erkennen welche Mineralstoffe in den Lupinensamen vorkommen. Die genaue Menge schwankt jedoch und ist von der Ernte den Wachstumsbedingungen und Bodenbeschaffenheiten abhängig.

Mengenelement	mg/100g Lupinensamen
Kalium	0,85
Natrium	0,05
Calcium	0,21
Phosphor	0,29
Magnesium	0,17

Spurenelement	mg/100kg Lupinensamen	mg/1kg Lupinensamen
Mangan	22,0	0,22
Eisen	40,0	0,4
Kupfer	5,0	0,05
Zink	35,0	0,35
Selen	0,12	0,0012
Kobalt	1,0	0,01

Mangan

Ebenso wie die Spurenelemente Selen und Kupfer ist auch das Spuren-element Mangan Bestandteil zahlreicher Enzyme. Die Enzyme in denen Mangan enthalten ist, steuern extrem viele Abläufe im Körper. Sie sind am Kohlenhydrat- und Fettstoffwechsel, am Ab-, Auf- und Umbau von Eiweißbausteinen oder auch an der Herstellung von Insulin in der Bauch-speicheldrüse beteiligt.

Auch am Aufbau von Knochen- und Knorpelgewebe, der Herstellung der Schilddrüsen- und Sexualhormone, sowie an der Blutgerinnung sind die manganhaltigen Enzyme mitwirkend. Ferner schützen viele dieser Enzy-me die Zellen vor einer oxidativen Schädigung durch freie Radikale. Man-gan spielt aber auch über die Aktivierung des Enzyms Arginase eine Rol-le im Harnstoffwechsel und beeinflusst somit auch die Nierenfunktion.

Außerdem hilft das Mangan bei der Herstellung von Farbstoffen in der Haut und Botenstoffen, die von Nervenzellen verwendet werden, um un-tereinander Informationen auszutauschen. Ferner verbessert es die Ver-wertung einiger Vitamine und kann als Ersatz für Magnesium bei der Energiegewinnung im Körper verwendet werden.

Es ist an der Produktion von Prothrombin beteiligt, einem Baustein aus der Blutgerinnung. Eine Verminderung wirkt sich durch eine vermehrte Blutungsneigung aus und begünstigt so die schnellere Bildung von Hä-matomen („blaue Flecke"). Hat der Organismus zu wenig Mangan, bricht die Immunabwehr und die gesamte Antioxidation der Zelle zusammen und einer vermehrten Zellteilung steht keine Barriere mehr entgegen. Störungen des Nervensystems können auch durch einen Mangel an Man-gan verursacht werden.

Eisen

Eisen ist das mengenmäßig bedeutsamste Spurenelement in unserem Körper. Im Körper eines erwachsenen Menschen sind etwa zwei bis vier Gramm Eisen gespeichert.

Männer müssen täglich etwa 10 Milligramm Eisen mit der Nahrung aufnehmen, Frauen etwa 15 Milligramm. Schwangere und stillende Frauen haben einen erhöhten Eisenbedarf. Schwangere Frauen sollten deshalb täglich 30 Milligramm Eisen mit der Nahrung zu sich nehmen, stillende Frauen etwa 20 Milligramm. Als Bestandteil des roten Blutfarbstoffes Hämoglobin ist es essentiell für den Sauerstofftransport.

Daher ist der Bedarf an Eisen nach einem Blutverlust erhöht. Denn mit dem Blut verliert der Körper rote Blutkörperchen, die Eisen enthalten. Um das verlorene Blut ersetzen zu können, muss dem Körper zusätzlich zu dem täglichen Eisenbedarf das verlorene Eisen, entweder mit der Nahrung oder mit Medikamenten, zurückgegeben werden.

Dies erklärt auch den Mehrbedarf an Eisen von Frauen im Vergleich zu Männern. Denn Frauen verlieren Blut im Rahmen der Regelblutung, welches sie jeden Monat aufs neue wieder ersetzen müssen. Hülsenfrüchte sind reich an Eisen, daher ist der Lupinensamen für einen guten Eisenspiegel hilfreich. Nach Angaben der Weltgesundheitsorganisation (WHO) leiden etwa zwei Milliarden Menschen an Eisenmangel. Sie ermüden schnell, können Schadstoffe im Körper nur ungenügend abbauen und erkranken über längere Zeit an Blutarmut.

Ein kleinerer Teil des Eisens wird als Speichereisen in Leber, Milz und Knochenmark eingelagert, ein Großteil des Eisens befindet sich im Blut. Daneben erfüllt Eisen zahlreiche andere Stoffwechselfunktionen, beispielsweise als Bestandteil von Enzymen oder in der Entgiftung.

Ein Eisenmangel macht sich häufig in Form von Blässe, Schwäche, Haut- und Schleimhautveränderungen bemerkbar. Eisenmangel ist übrigens auch eine häufige Ursache von Haarausfall. Darüber hinaus können auch Symptomen wie Brüchigkeit und Rillenbildung in den Nägeln, Mundwinkelrhagaden (Einrisse der Haut in den Mundwinkeln), Kopfschmerzen, Abnahme von körperlicher und geistiger Leistungsfähigkeit, bei heranwachsenden Wachstumsverzögerungen, Konzentrationsstörungen, psychische Labilität und Reizbarkeit bei Eisenmangel auftreten.

Entgegen landläufiger Meinung erkranken Vegetarier nicht häufiger an Eisenmangelanämie als Mischköstler. Dabei sind im Zweifel Ovo-Lakto-Vegetarier, stärker gefährdet als reine Veganer, da Kuhmilchprodukte nicht nur arm an Eisen sind, sondern ebenso wie Eier die Eisenresorption hemmen.

Dagegen ist Vitamin C, neben einigen Aminosäuren, der wirksamste bekannte Förderstoff der Eisenresorption. Er vermag den eisenhemmenden Effekt vieler Hemmstoffe vollständig aufzuheben.

Die Lupinen sind besonders eisenhaltig. Sie liefern das besonders leicht resorbierbare zweiwertige Eisen. Diese Eisenform kann im Darm wesentlich besser aufgenommen werden als das dreiwertige Eisen, welches man oft in den Pharmapräparaten in der Apotheke findet. Die Eisenpräparate mit dreiwertigem Eisen müssen durch die schlechte Resorption sehr hoch dosiert werden, was dann oftmals unerwünschte Nebenwirkungen hat. Diese Problematik kann man umgehen, durch die regelmäßige Zufuhr von pflanzlichem Eisen, wie es in den Lupinen vorkommt.

Kupfer

Kupfer ist ein wichtiger Bestandteil von Enzymen und am Eisenstoffwechsel, sowie am Aufbau des Bindegewebes und an der Regulation des Immunsystems beteiligt. Dadurch verbessert Kupfer die Abwehr von Krankheitserregern wie beispielsweise den Bakterien.

Zudem fördert Kupfer die Wundheilung, ist am Aufbau von Haut und Haaren beteiligt. Ebenso spielt es bei der Regeneration von Nervenfasern eine wichtige Rolle. Im Organismus eines erwachsenen Menschen sind etwa 100 Milligramm Kupfer gespeichert. Der größte Teil von diesem Kupfer wird im Skelett verbaut, den Rest findet man in Muskeln, inneren Organen und im Gehirn.

Durch einen Kupfermangel ist in erster Linie die Bildung neuer roter Blutkörperchen gestört. Häufig kommt neben dem Kupfermangel noch ein Eisenmangel hinzu, was die Blutbildung noch mehr beeinträchtigt. Wer zu wenig Kupfer im Körper hat, kann auch weniger Eisen aufnehmen. Aus diesem Grund leiden die meisten Menschen eher unter einem kombinierten Kupfer- und Eisenmangel.

Durch einen Kupfermangel können die Haare viel früher ergrauen, da die Farbstoffverteilung gestört ist. Durchfall, Haarausfall, Störungen der Fruchtbarkeit, Störungen des Wachstums, Infektanfälligkeit, Müdigkeit, Blässe bis hin zur Weißfleckenkrankheit (Vitiligo) sind weitere Symptome, die bei einem Kupfermangel auftreten können.

Zink

Zink ist Bestandteil von mehr als 200 enzymatischen Vorgängen und erfüllt daher wichtige Aufgaben in zahlreichen Stoffwechselaktionen, so auch bei der Zellteilung und -reifung, bei Wachstumsprozessen und für die Gesundheit von Haut, Haaren und Nägeln.

Zink ist außerdem für das Immunsystem wichtig, wirkt antioxidativ und ist entzündungshemmend. Es fördert die Wundheilung und schützt die Erbsubstanz. Wichtige Prozesse in Gehirn, Leber, Nieren und Schilddrüse sind Zinkabhängig.

Zink ist wichtig für die Ausscheidung von Schwermetallen. Ein Protein namens Metallothionein ist ein Transporter mit sieben freien Plätzen. Der erste dieser Plätze muss vom Zink besetzt sein. Zink ist der Fahrer des Transporters. Auf den anderen sechs freien Plätzen haben giftige Schwermetalle wie Quecksilber, Blei oder Cadmium Platz. Mit den an Zink gebundenen Schwermetallen fährt dann das „Giftstoff-Taxi" über den Urin aus dem Körper hinaus.

Ein Mangel an Zink macht sich beispielsweise durch Potenzstörungen, Unfruchtbarkeit, verminderte Empfängnisbereitschaft, Wundheilungsstörungen, erhöhte Blutzuckerwerte oder psychischen Störungen bemerkbar. Durchfall wird begünstigt, ebenso wie Sprue/Zöliakie, Morbus Crohn, Colitis ulcerosa oder Leberzirrhose.

Es kommt zu einer verminderten sportlichen Leistungsfähigkeit, erhöhten Infektanfälligkeit (häufige Erkältungen, grippale Infekte), Nachtblindheit, Appetitlosigkeit, Verlust des Geruchs- und Geschmackssinns oder Hauterkrankungen, wie Ekzeme oder Akne. Da die Abwehrzellen (Makrophargen, Lymphozyten) ohne Zink ihre Kraft verlieren und Krankheitserreger dominieren können.

Selen

Selen ist Bestandteil von über zwanzig verschiedenen Proteinen und übernimmt damit zahlreiche Schutz- und Regulationsaufgaben. Beispielsweise wird Selen für das wichtigste antioxidative Schutzsystem unseres Körpers, der Glutathionperoxidase, benötigt. Wichtige zellinterne Entgiftungsvorgänge werden durch dieses Enzym gesteuert. Ferner spielt es eine große Rolle bei der Ausscheidung der giftigen Peroxide, die im Zellstoffwechsel anfallen. Selen kommt auch eine besondere Bedeutung in der Vorbeugung von Krebserkrankungen zu. Es ist in therapeutischen Dosierungen in der Lage, das Wachstum von Tumorzellen zu hemmen. In großen Studien konnte unter regelmäßiger Einnahme von 200 μg Selen pro Tag eine Senkung der Rate einiger Krebsarten wie Darmkrebs, Lungenkrebs oder Prostatakrebs nachgewiesen werden. Es hemmt Entzündungsprozesse, indem es die Bildung von Zytokinen und Prostanoiden (Vorläufersubstanzen in Entzündungsreaktionen) im Entzündungsgebiet senkt. Es stärkt außerdem die Immunabwehr durch Steigerung der Lymphozytenaktivität, der Interferon-Bildung, der Aktivierung von T-Zellen und natürlicher Killerzellen, aktiviert Schilddrüsenhormone und neutralisiert schädliche Schwermetalle wie Blei, Quecksilber oder Cadmium. Wenn der Bedarf an Selen im Körper höher ist als die Zufuhr entsteht Mangel. Jeder chronische Entzündungsprozess ist ein „Selenräuber", ebenso ausdauernde sportliche Betätigung. Unter einer Chemo- und Strahlentherapie verliert der Organismus große Mengen an Selen. Ferner sorgen auch einige Medikamente wie Abführmittel, entwässernde Mittel oder Cholesterinsenker für einen Mangel an Selen. Ein Vitamin B$_6$-Mangel kann zu einer Störung der Selenverarbeitung führen, wodurch Selen vermehrt ausgeschieden wird. Wegen der zahlreichen Funktionen von Selen äußert sich ein Mangel meist recht unspezifisch, unter anderem in Müdigkeit, Muskelschwäche oder Infektanfälligkeit, trockene Haut, Nagelveränderungen, Unfruchtbarkeit, Osteoarhtropathie (Knochen- und Gelenkserkrankungen), Herzprobleme. Ein Mangel an Selen kann auch die Zusammenballung der Blutplättchen begünstigen, was Thrombosen mit lebensbedrohenden Durchblutungsstörungen hervorrufen kann.

Kobalt

Kobalt ist das zentrale Atom im Vitamin B_{12} und da die Lupinen reich an B_{12} sind, enthalten sie auch viel Kobalt. Kobalt ist ein Spurenelement, das im menschlichen Körper als Bestandteil des Vitamin B_{12} für die Herstellung der Erbsubstanz, das Funktionieren der Nerven und die Aktivierung der Folsäure (Vitamin B_4) benötigt wird.

Ein Mangel an Kobalt zeigt sich mit den Beschwerden eines Vitamin-B_{12}-Mangels. Im Körper eines erwachsenen Menschen werden etwa zwei Milligramm Kobalt gespeichert. Der größte Teil davon wird als Vitamin B_{12} in Leber, Knochenmark, Bauchspeicheldrüse, Milz und Nieren eingelagert. Beim Vitamin-B_{12}-Mangel ist die Produktion der Blutzellen gestört. Betroffene leiden daher an einer Blutarmut mit einem Mangel an roten Blutkörperchen, Blutplättchen und weißen Blutkörperchen.

In der Fachsprache wird von der Vitamin-B_{12}-Mangelanämie, der perniziösen Anämie oder der Perniziosa gesprochen. Ein Mangel an roten Blutkörperchen führt bei Betroffenen zu Blässe, Leistungseinbußen, Müdigkeit, Konzentrationsschwäche und im Extremfall bis hin zu Atembeschwerden.

Ein Mangel an Blutplättchen (Thrombozyten) verursacht eine vermehrte Blutungsneigung mit Schleimhautblutungen, punktförmigen Blutungen in der Haut und Blutergüssen. Ein Mangel an weißen Blutkörperchen führt zu einer erhöhten Anfälligkeit für Infekte. Eine gestörte Zellteilung der Schleimhäute führt zu einer Rückbildung der Schleimhäute von Zunge, Mund und Darm. Diese Veränderungen gehen mit Appetitlosigkeit, Verdauungsstörungen, Durchfällen, Verstopfung, Bauchschmerzen und einer entzündeten, glatten, geröteten Zunge einher.

Schädigungen im Rückenmark die wegen dem fehlenden Vitamin B_{12} entstehen führen zu Gefühlsstörungen wie Kribbeln oder dem Verlust des Fühlens an Händen und Füssen, Bewegungsstörungen, Lähmungen. Teilweise werden auch psychische Beschwerden wie mangelhafte Merkfähigkeit, Depression, Verwirrtheit oder Wahnideen beobachtet. Wie gut das die Lupinen, neben den Eiweißen, oder dem Eisen, auch ein guter Vitamin-B_{12}-Lieferant sind.

Kalium

Das Mengenelement Kalium ist wichtig für den Säure-Basen-Haushalt, aber ebenso wichtig für die Erregung der Muskel- und Nervenzellen. Es aktiviert Enzyme und ist ein Baustoff in der Herstellung körpereigener Eiweiße.

Der Konzentrationsunterschied zwischen Kalium in- und außerhalb der Zellen ist maßgeblich für die Aufrechterhaltung des Flüssigkeitshaushaltes in der Zelle. Kalium spielt eine wichtige Rolle für die Funktion der Nerven und Muskelzellen und damit insbesondere den Herzmuskelzellen. Das Herz wird durch das vegetative Nervensystem angesteuert. Innerhalb des Herzens wird das Signal durch reizleitende Muskelzellen weitergeleitet. Diese spezifischen Zellen sind besonders auf Kalium angewiesen.

Auch das Gehirn bedarf für die optimale Funktion der Nervenzellen einer ausrechenden Menge an Kalium. Kaliummangel kann durch Verzehr von zu viel Salz, starkes Schwitzen, Erbrechen, Durchfall oder kaliumarme Ernährung begünstigt werden.

Bei Senioren kann ein Kaliummangel durch zu wenig Flüssigkeitsaufnahme entstehen, da ältere Menschen oft ein mangelhaftes Durstgefühl haben und deshalb zu wenig trinken. Erhält der Körper zu wenig Flüssigkeit, befiehlt er den Nieren so wenig Wasser wie möglich auszuscheiden. In der Folge scheidet der Körper durch die entstehende Nierenstörung mehr Kalium mit dem Urin aus. Das gleiche ist bei Säuglingen und Kleinkindern, wenn sie zu wenig Flüssigkeit aufnehmen.

Ein solcher Mangel macht sich meist in Müdigkeit, Nervosität, Teilnahmslosigkeit, Kraftlosigkeit, Schlaf- oder Herz-Kreislauf-Störungen (insbesondere Herzrhythmusstörungen) sowie Magen-Darm-Beschwerden bemerkbar. Auf der Haut kann man einen Kaliummangel oft durch Akne, Trockenheit und verzögerter Wundheilung beobachten.

Natrium

Das Natrium erfüllt in unserem Körper mehrere wichtige Funktionen. So bestimmt es den Wasserhaushalt, reguliert den Blutdruck, den Säure-Basen-Haushalt und die Erregungsleitfähigkeit in Muskel- und Nervenzellen. Auch die Zuckerresorption im Darm ist von Natrium abhängig.

Das meiste Natrium nehmen wir durch die Zugabe von Kochsalz (Natriumchlorid) in industriell verarbeiteten Nahrungsmitteln auf. Unverarbeitete, nichtdenaturierte Nahrungsmittel enthalten dagegen in der Regel weniger Natrium.

Starkes Erbrechen, Durchfall oder starkes Schwitzen können beispielsweise zu einem Natriummangel führen. Auch einige Medikamente können einen Natriummangel begünstigen. Zu den Medikamenten, die zu einem Natriumverlust führen, gehören unter anderem Medikamente zur Krebsbehandlung, Schlafmittel, Diabetes-Medikamente oder Medikamente zur Behandlung psychischer Erkrankungen.

Auch durch Herzschwäche oder massiven Schäden an der Leber kommt es zu Wassereinlagerungen im Zellzwischenraum im gesamten Organismus. Daher wird an dieser Stelle das Natrium durch den Wasserüberschuss verdünnt und man misst in der Blutanalyse einen zu niedrigen Natrium-Wert. Zeichen eines Defizits sind Durst, Kopfschmerzen, Schwäche und Blutdruckabfall, Abnahme der Herz- und Organdurchblutung, aber auch Muskelkrämpfe bis hin zu Epilepsien sind möglich.

Calcium

Calcium ist der Mineralstoff, der im menschlichen Körper am meisten vorhanden ist. Der weitaus größte Anteil mit 99 Prozent befindet sich in Knochen und Zähnen, deren Aufbau und Festigkeit direkt mit einer guten Calciumversorgung zusammenhängt.

Die Knochen dienen aber auch als Calciumspeicher. Bei auftretendem Calciummangel kann dann ein Teil des Mineralstoffs wieder ausgelöst und dem Organismus für andere Verwendungen zur Verfügung gestellt werden.

Hierzu gehören auch die Beteiligung an unterschiedlichen Stoffwechselfunktionen, das Aktivieren verschiedener Hormone und Enzyme, Mitwirkung an der Erregung von Muskeln und Nerven so wie die Verfügbarkeit für die Blutgerinnung. Doch wirkt Calcium nicht nur alleine, sondern in Kooperation mit anderen Mineralstoffen und Vitaminen.

So ist an gesunden Knochen und Zähnen auch Phosphor beteiligt, das stets im Verhältnis 2:1 vorhanden sein sollte, also auf zwei Teile Calcium, je ein Teil Phosphor. In Zusammenarbeit mit Magnesium ist Calcium an der Gesunderhaltung der Herzkranzgefäße beteiligt und für den Stoffwechsel von Eisen ist Calcium ein wichtiger Faktor.

Phosphor

Der Phosphorhaushalt findet im Allgemeinen nur wenig Beachtung. Dabei befinden sich im Körper eines Erwachsenen etwa 700g Phosphor in organischen Verbindungen, davon der Hauptteil in Knochen und Zähnen. Phosphor ist neben Kalzium der wichtigste Bestandteil aller Knochen.

Es wird für die Muskeltätigkeit benötigt und ist an der Regulierung des Säuren-Basen-Haushaltes beteiligt. Vor allem im Energiestoffwechsel wird Phosphor, für die Synthese der Phosphate im Molekül ATP (Adenosintriphosphat), benötigt. ATP ist die «Währung» der Energie im Körper. Würde man die Energieübertragung in ATP stoppen, wäre ein Mensch in fünf Sekunden tot.

Weiterhin ist es als Phosphat Bestandteil der DNA und RNA (Erbsubstanzen). Ferner sind Phospholipide auch ein wichtiger Bestandteil aller Zellmembranen.

Magnesium

Der menschliche Körper enthält im Vergleich zu Phosphor nur 20 bis 28g Magnesium. Etwa 60% davon sind im Skelett gelagert. Rund 40% befinden sich in Skelett- und Herzmuskulatur, in Leber, Darm, Schilddrüse und Nieren. In der Muskulatur ist der Magnesiumanteil siebenmal so hoch wie der des Kalziums. Ein sehr geringer Teil des Magnesiums befindet sich im Bereich außerhalb der Zellen und mischt mit bei dem Zusammenspiel von Hormonen und Nervenbotenstoffen. Die wichtigsten enzymatischen Prozesse laufen in Gegenwart von Magnesium ab. Mehr als 300 Enzyme werden erst durch Magnesium aktiviert, damit beherrscht dieser Mineralstoff einen Großteil aller chemischen Reaktionen im Körper, die durch Enzyme eingeleitet werden.

Einerseits wird dieses Mineral zur Herstellung der Stresshormone Noradrenalin bzw. Adrenalin gebraucht, ohne die der Mensch den Herausforderungen des Alltags nicht gewachsen wäre.

Andererseits dämpft Magnesium den Anstieg dieser Stresshormone und wirkt übermäßiger Gereiztheit, Aggressivität und anderen schädlichen stressbedingten Überreaktionen des Körpers entgegen. Zwischen Stress und Magnesium kann nämlich ein regelrechter Teufelskreis entstehen. Unter größeren seelischen und geistigen Belastungen verringert sich das Magnesium in den Zellen immer mehr, was gleichzeitig zu einer verstärkten Stressreaktion führt. Wenn Menschen überängstlich oder nervös auf Herausforderungen und Stress reagieren fehlt ihnen womöglich Magnesium. Magnesium greift auch in den Fett- und Kohlenhydratstoffwechsel ein und es ist einer der großen Hauptbeteiligten am Eiweißstoffwechsel im gesamten Organismus.

Für eine gesunde Herzmuskeltätigkeit brauchen die Zellen ausreichende Mengen an sauerstoff- und nährstoffreichem Blut. Magnesium ist beteiligt durch die aktive Steuerung der Zellversorgung und an der autonomen Kontrolle des Herzschlags. Magnesium verbessert die Leistung des Herzmuskels, es erweitert die Herzkranzgefäße und beeinflusst positiv die Gerinnungsfähigkeit des Blutes. Durch diese Wirkungen ist es ein wichtiger Faktor bei der Vorbeugung von Arteriosklerose und Herzinfarkt.

Der Organismus versucht den Magnesiumspiegel im Blut aufrechtzuerhalten. Bei einem Mangel ist zunächst immer der Magnesiumgehalt im Blut betroffen. Der Körper reagiert darauf mit erhöhter neuromuskulärer Erregbarkeit, die sich in Krämpfen, Durchfällen, aber auch in Depressionen äußern kann.

Gesunde Fette machen satt

In den Lupinensamen findet man neben den Eiweißen, Mineralstoffen und Spurenelementen auch reichlich gesunde Fette. Fette sind lebenswichtige Nahrungsbestandteile. Sie liefern dem Körper Energie und in Form der essenziellen Fettsäuren lebensnotwendige Verbindungen, die der Organismus nicht selbst herstellen kann.

Zudem braucht er Fett, um die Vitamine A, D, E und K optimal aufnehmen zu können. Und letztendlich sind Fette auch Bestandteile von Zellen und Bausteine einiger Hormone.

Daher sollte man rund 30% der täglichen Kalorienmenge in Form von Fetten aufnehmen. Denn Fette sind echte Energiebomben. Aus ihnen kann der Körper rund doppelt soviel Energie gewinnen als aus Kohlenhydraten oder Eiweißen. Fett ist nicht gleich Fett. Es gibt unterschiede in der Art der Fette. So gibt es gesunde Fette, aber auch Formen der Fette die auf Dauer krank machen oder chronische Krankheiten unterstützen können.

Eine falsche Ernährung kann so beispielsweise dazu führen, dass ein Rheuma nicht verschwindet, trotz aller optimalen Therapien die durchgeführt werden. Aber auch zahlreiche andere entzündliche Erkrankungen können durch die falschen Fette begünstigt werden.

Daher sollte man nicht nur die empfohlene Fettmenge in der täglichen Ernährung beachten, sondern auch die Form in der die Fette zugeführt werden. Die Fette in natürlichen Lebensmitteln bestehen aus Glycerin und ein bis drei Fettsäuren. Diese Fettsäuren bestehen aus Ketten von Kohlenstoffatomen. Der in der Natur überall vorkommende Sauerstoff bindet sich dann an die Kohlenstoffatome, woraus die Fettsäuren entstehen. Bei den gesättigten Fettsäuren liegen sogenannte Einfachverbindungen zwischen den Kohlenstoffatomen vor. Sie erhöhen den LDL-Anteil vom Cholesterin im Blut und werden daher mit Arterienverkalkung in Verbindung gebracht.

Diese Art der Fettsäuren findet man in tierischen Lebensmitteln, wie Schmalz, Fleisch, oder Wurstwaren aus dem Supermarkt. Je industrieller solche Produkte hergestellt werden, desto mehr ungesunde Inhaltsstoffe enthalten sie. In frittierten Nahrungsmitteln kommen schlechte Fette vor, aber auch in Süßigkeiten stehen die Fette oft an erster Stelle der Zutatenliste auf der Verpackung. Diese „versteckten Fette" machen den Großteil der täglich konsumierten Fettmenge aus.

Bei den ungesättigten Fetten liegt eine Doppelbindung zwischen den Kohlenstoffatomen vor. Einfach ungesättigte Fettsäuren enthalten eine Doppelbindung, mehrfach ungesättigte Fettsäuren mehrere Doppelbindungen der Kohlenstoffatome. Sie senken leicht das LDL-Cholesterin und sind in der Lage, das HDL leicht zu steigern. Das HDL ist der gute Anteil des Cholesterins was eine Arterienverkalkung verhindern soll.

Die essentiellen Fettsäuren, die der Organismus täglich von Außen zuführen muss, sind die mehrfach ungesättigten Fettsäuren. Der Körper ist auf eine Zufuhr angewiesen, da er diese Form der Fettsäuren nicht selbst herstellen kann. Zu diesen essentiellen, also lebensnotwendigen, Fettsäuren zählen die Omega-3-Fettsäuren. Sie wirken entzündungshemmend, wirken der Bildung von Blutgerinnseln entgegen und vermindern das Risiko für Herzerkrankungen. Auch in der biologischen Krebstherapie, wie auch in der Rheumatherapie spielen die Omega-3-Fettsäuren eine wichtige Rolle.

Besonders empfehlenswert für die Aufnahme pflanzlicher Fette sind etwa Soja- und Distelöl. Aber auch in Walnuss- und Leinöl finden wir eine gute Zusammensetzung der Fettbestandteile. Auch Avokados, Nüsse und Samen, damit auch die Samen der Lupinen, sind sehr gute Fettquellen.

In den Lupinensamen findet man rund 15,1 Prozent gesättigte Fettsäuren. Die einfach ungesättigten machen einen Anteil von 31,2 Prozent aus. Der Hauptanteil besteht aus den mehrfach ungesättigten Fettsäuren (Linol- und Linolensäuren) mit 53,7 Prozent. Im Vergleich dazu kommt Olivenöl nur auf 10 Prozent, Rapsöl 31 Prozent oder Pflanzenmargarine nur auf 25 Prozent mehrfach ungesättigte, also sinnvolle Fettsäuren.

Sekundäre Pflanzenstoffe – keine zweite Klasse!

Sekundäre Pflanzenstoffe sind die Farb- und Geschmacksstoffe aller Pflanzen. Die rote, die gelbe, oder grüne Farbe der Pflanzen oder ihrer Bestandteile. Aber auch die Geschmacksstoffe, die man gerade besonders von Zwiebeln oder Knoblauch kennt. All diese Stoffe sind die sogenannten Sekundären Pflanzenstoffe.

Die moderne Forschung geht mittlerweile davon aus, dass diese Substanzen wichtiger sind als alle Vitamine, Mineralstoffe und Spurenelemente zusammen.

In den Büchern des letzten Jahrhunderts steht geschrieben, die Sekundären Pflanzenstoffe unterstützen die Vitamine in ihrer Wirkung. In der neueren Literatur der letzten Jahre findet man die Aussage in umgedrehter Form: Die Vitamine unterstützen die Sekundären Pflanzenstoffe in ihrer Funktion. So ändert sich das Bild in den Funktionen der Vitalstoffe mit jeder neueren Studie.

Ein Apfel hat rund 20000 Sekundäre Pflanzenstoffe, Algen noch rund 4000 dieser Substanzen. Ein Großteil wie erwähnt unerforscht. Hunderte dieser Sekundären Pflanzenstoffen finden sich auch in den Samen der Lupinen. Sie werden in Gruppen zusammengefasst. In den Lupinen finden wir Sekundäre Pflanzenstoffe aus der Gruppe der Phytoöstrogene, Phytosterine, Polyphenole, Protease-Inhibitoren und Saponine.

Phytoöstrogene

Sie sind im Aufbau und in der Wirkung dem menschlichen Hormon Östrogen recht ähnlich. Sie stellen in der Pflanze oder in dem Fall der Lupinen im Samen eine Gerüststruktur dar und stabilisieren die Randschichten des Samens. Phytoöstrogene hemmen das Wachstum hormonabhängiger Krebsarten, wie Gebährmutterhals-, Brust-, Darm-, oder Prostatakrebs. Da die Phytoöstrogene zu den hitzestabilen Sekundären Pflanzenstoffen zählen, sind sie auch nach der Verarbeitung der Lupinenfrüchte, im vollen Umfang noch im Lupinenmehl oder dem Lupinenkaffee erhalten.

Phytosterine

Phytosterine sind die Botenstoffe der Pflanzen. Man könnte sie mit den Hormonen des Menschen vergleichen. Sie sind in der Lage überschüssige Fette im Darm zu binden und können damit die Resorption dieser Fette verhindern. Dadurch senken die Phytosterine den Cholesterinspiegel im Blut. Sie schützen so vor Arterienverkalkung, Herz- und Kreislauferkrankungen und Darmkrebs.

Polyphenole

Zu den Polyphenolen gehört eine Menge verschiedener chemischer Verbindungen, die unterschiedliche Aufgaben in den Pflanzen erfüllen. Sie schützen durch ihre antioxidative Wirkung vor vorzeitigem Verfall oder dienen als Farb-, Geruchs- und Geschmackstoffe auch zur Abwehr von Fressfeinden. Polyphenole werden in Phenolsäuren und Flavonoide eingeteilt.

Phenolsäuren kommen in nahezu allen Samenpflanzen vor und sind vermutlich die mit der Nahrung mengenmäßig am meisten konsumierte Gruppe der Sekundären Pflanzeninhaltsstoffe. Die beiden wichtigsten Phenolsäuren sind Hydroxyzimtsäuren und Hydroxibenzosäuren. Hydroxyzimtsäuren regen die Gallsaftproduktion an, in Lupinen steckt zum Beispiel die Ferulasäure, eine Unterkategorie der Hydroxyzimtsäuren. Zu den Hydroxibenzosäuren zählt auch die Chlorogensäure. Sie hilft die Produktion von Magensaft zu stimulieren.

Phenolsäuren besitzen antioxidative, krebshemmende und antimikrobielle Wirkungen. Allerdings sind die genauen Wirkmechanismen noch weitgehend unbekannt. Es gilt jedoch als gesichert, dass sich positive Wirkungen aus einem Synergismus mit weiteren Inhaltsstoffen, wie beispielsweise den Phytoöstrogenen, Vitaminen und Mineralstoffen ergeben.

Lupinen produzieren diverse Polyphenole mit antioxidativen Wirkungen, unter denen die Isoflavone besonders interessant sind. Epidemiologische Studien konnten einen interessanten Zusammenhang zwischen dem erhöhten Verzehr von isoflavonreicher Nahrung und dem Auftreten von Krankheiten aufzeigen.

Brust-, Darm- und Prostatakrebs treten in Asien deutlich geringer auf als im Westen, wo Nahrung mit Isoflavonen seltener verzehrt wird. Die Isoflavone der Lupinensamen haben hier auch krebshemmende Eigenschaften.

Zwar sind die Mechanismen noch relativ unerforscht, doch wahrscheinlich ergeben sich die positiven Effekte aus den Wechselwirkungen mit anderen Inhaltsstoffen, zum Beispiel den Flavonoiden und Vitaminen. Sie werden im Dünndarm aufgenommen und leisten somit einen wichtigen Beitrag zu unserer Gesundheit.

Protease-Inhibitoren

Protease-Inhibitoren wirken in den Lupinensamen einen vorzeitigen Abbau der Aminosäuren entgegen. Sie erhalten damit die Lebensfähigkeit eines Samenkorns. Protease-Inhibitoren sind in der Lage freie Radikale aus dem Zellstoffwechsel zu binden und haben daher hohe antioxidative Eigenschaften. Damit sind sie ein idealer Schutz vor einer vorzeitigen Alterung und vielen altersbedingten Krankheiten.

Saponine

Sie senken den Cholesterinspiegel, da sie ebenso wie die Phytosterine eine fettbindende Eigenschaft im Darm besitzen. Darüber hinaus werden sie auch zu einem Teil über den Darm aufgenommen und haben eine immunstärkende Wirkung, da sie die Bildung von Antikörpern fördern.

Saponine haben im Tierversuch gezeigt, dass sie die Entstehung von Dickdarmkrebs hemmen können. Wenn nur 1% der täglich Ernährung aus saponinenhaltigen Nahrungsmitteln besteht, zeigt sich ein positiver Effekt auf die Darmschleimhaut. Es entstehen weniger Läsionen der Dickdarmschleimhaut, die Vorstufen von Darmkrebs darstellen.

Derzeit werden zwei mögliche Mechanismen hierfür diskutiert. Im Darm binden die Saponine Cholesterin aus der Nahrung sowie überschüssige Gallensäuren. Wenn diese Substanzen überschüssig im Darm vorkommen, können chemische Verbindungen entstehen die sich negativ auf die Schleimhaut auswirken und so chronische Entzündungen hervorrufen. Durch die Bildung der Vorläufersubstanzen wird die Entzündung der Schleimhaut gehemmt.

Ein weiterer Mechanismus liegt in der Stimulation des Immunsystems. Diese führt zu einer erhöhten Aktivität von tumorzerstörenden Immunzellen wie natürliche Killerzellen oder den zytotoxischen T-Lymphozyten.

Saponine wirken auch gegen Pilzinfektionen des Darms. Im Tierversuch konnte durch eine saponinreiche Ernährung eine Candida-Albicans-Infektion behandelt werden. Die Saponine reagieren mit Bestandteilen der Zellmembran der Pilze, wodurch die Pilze absterben. Im Laborversuch hemmte das Saponin Glycyrrhizin die Ausbreitung von Viren, einschließlich des HI-Virus. Die tägliche Aufnahme von ein paar Milligramm dieses Saponins verminderte die Symptome bei Patienten mit chronischen Viruserkrankungen (z.B. Herpes-Viren).

Die durchschnittliche Bevölkerung ist unterversorgt an Saponinen. Eine Studie aus England hat gezeigt, dass ein Mensch europäischer Abstammung rund 15mg Saponine am Tag zuführt. Bei traditionell asiatischer oder afrikanischer Ernährung liegt die Zufuhrmenge rund zehnmal höher. Bei einer gut durchdachten vegetarischen Ernährung, angereichert mit Produkten aus Lupinen, kommt man schnell auf 240mg und mehr.

Vitaminreiche Wolfsbohnen

Natürlich sind die Lupinen auch reich an Vitaminen. Vita ist das lateinische Wort für „Leben". Schon die Bezeichnung "Vitamine" lässt also erahnen, welche enorm wichtige Bedeutung die Vitamine für das Leben haben.

Die reibungslose Funktion des gesamten Organismus ist auf zahlreiche Vitamine angewiesen. Die meisten Vitamine kann der Körper nicht selbst bilden. Daher müssen die Vitamine kontinuierlich von außen zuführt werden, wenn man etwas für die Gesundheit oder das Immunsystem, schlichtweg für das Wohlbefinden tun will. Einige dieser Bausteine des Lebens findet man auch in den Lupinen und dürfen daher in der Auflistung ihrer Inhaltsstoffe nicht fehlen.

Das Thiamin (Vitamin B$_1$)

Thiamin ist ein wasserlösliches, hitzeempfindliches Vitamin. Es wird durch UV-Licht und Sauerstoffoxidation zerstört. Demzufolge ist es sinnvoll, Vitamin B$_1$-haltige Nahrungsmittel und somit auch Lupinenprodukte, kühl und dunkel zu lagern, um einen vorzeitigen Zerfall dieses Vitamins zu verhindern. Thiamin wird nach der Resorption im Darm an Bluteiweiße gebunden. Sind die jeweiligen Eiweiße mit B$_1$ besetzt, wird das überschüssige B$_1$ über den Urin ausgeschieden. Demnach ist eine kontinuierliche Versorgung mit thiaminhaltigen Lebensmitteln für die Gesundheit unentbehrlich. Ferner sieht man auch hier wieder die wichtige Bedeutung der Aminosäuren, glücklicherweise finden wir sie neben dem Thiamin in den Lupinen.

Bei einem Vitamin-B$_1$-Mangel wird der oxidative (Sauerstoff-) Stoffwechsel erheblich gestört. Dies wirkt sich an vielen Stellen des Körpers aus, besonders am Herz-Kreislaufsystem. So könnte Herzmuskelschwäche eine Folge sein.

Vitamin B$_1$ ist zudem an bestimmten Nervenfunktionen beteiligt. Ein Thiamin-Mangel kann daher zu Krämpfen, Lähmungen, Muskelschwäche und Nervenentzündungen führen. Wenn also Wadenkrämpfe sich nicht durch den Einsatz vom Magnesium beseitigen lassen, sollte man statt üblicherweise an Magnesiummangel auch an einen möglichen Mangel an Vitamin B$_1$ denken.

Der ganze Körper, aber auch das Herz wird durch Nervenimpulse gesteuert. Herzrythmusstörungen können daher auch durch einen B-Vitaminmangel ausgelöst werden. Wenn dem Organismus B$_1$ fehlt, neigen die Nerven zu Entzündungen.

Es gibt einige Erkrankungen die mit einer solchen chronischen Nervenentzündung einhergehen. Multiple Sklerose oder eine nicht abheilende Trigeminusneuralgie wären Beispiele für solche Erkrankungen.

Aber auch Nervenschmerzen nach einer Herpes-Virus Infektion lassen sich durchaus positiv mit B-Vitaminen beeinflussen. Ein absoluter Thiaminmangel würde zu Beriberi führen.

Thiamin ist im Glukosestoffwechsel und am Aufbau von Nervenzellen beteiligt. Die Symptome der Beriberi beinhalten Müdigkeit und Lethargie zusammen mit Störungen von Herz und Kreislauf, Nerven und Muskulatur. Christiaan Eijkman entdeckte das Thiamin und brachte Beriberi damit in Zusammenhang. 1929 wurde er dafür mit dem Nobelpreis geehrt.

Noch 1905 dachte man, Beriberi wäre eine Infektionskrankheit oder würde durch die Toxine von Schimmelpilzen hervorgerufen. Der Nachweis einer Mangelernährung war ein wichtiger Schritt. Erst dadurch wurde man sich der Bedeutung der Vitamine bewusst.

Das Beriberi-Syndrom äußert sich in Teilnahmslosigkeit (Apathie), Nervenlähmungen (Polyneuropathie), Zittern bei gleichzeitig erhöhter Reizbarkeit und Appetitmangel.

Aber auch in Störungen des Herz-Kreislaufsystems, später eine Kardiomyopathie (Herzmuskelerkrankung) mit Herzvergrößerung sowie Herzinsuffizienz (unzureichende Herzfunktion) mit entsprechender Ausbildung von Ödemen (Wasseransammlungen im Körper). Auch über Schmerzen und Parästhesien (Missempfindungen der Nervenenden) wird oft von den Betroffenen geklagt.

Säuglingsberiberi tritt beim Stillen durch Mütter mit Thiamin-Mangelversorgung auf. Bekannt wurde ein Fall in Israel, wo im Jahre 2003 Beriberi bei Säuglingen festgestellt wurde. Die Babys waren mit einer Ersatzmilch aus Sojaeiweiß gefüttert worden. Wegen eines Herstellungsfehlers war diese Nahrung ohne Vitamin-B_1-Zusatz hergestellt worden. Drei Säuglinge starben, mehrere andere erlitten schwere Gesundheitsschäden.

Daher ist es wichtig, dass schwangere Veganerinnen besonders auf die B-Vitamine in ihrer Ernährung achten, die in ausreichender Form doch häufig nur in tierischer Kost anzutreffen sind. Ausreichend Lupinenprodukte in der veganen Ernährung, können einem Mangel entgegenwirken.

Die Symptome der Beriberi wurden in Asien bereits früh beschrieben, so auch durch den chinesischen Arzt Sun Simiao (581-682 n.Chr). Der japanische Marinearzt Kanehiro Takaki führte in den 1880er Jahren Untersuchungen über die Entstehung der Erkrankung auf Schiffen der kaiserlichen Marine durch. 1884 wurden zwei Kriegsschiffe auf eine vergleichbare, neunmonatige Reise über Neuseeland nach Südamerika und zurück nach Japan geschickt. Auf dem Schiff Tsukuba erhielten die Matrosen eine Mischdiät mit Fleisch, Fisch, Gerste, Reis und Bohnen. Auf dem Schlachtschiff Ryūjō wurde nur weißer Reis gereicht.

Von den 376 Besatzungsangehörigen der Ryūjō erkrankten 161 an Beriberi, 25 tödlich. Nur 14 Männer der Tsukuba erkrankten aber keiner kam zu Tode. Die erkrankten Männer hatten die zusätzlichen Nahrungsmittel heimlich verweigert.

Takaki vermutete einen Mangel an stickstoffhaltigen Nahrungsmitteln als Ursache, in der japanischen Kriegsmarine wurde darauf das Bordessen entsprechend angepasst und die Beriberi-Symptome reduzierten sich spürbar.

1886 wurde eine Expertengruppe mit dem Holländer Christiaan Eijkman in die damals noch holländische Kolonie Indonesien gesandt, um Beriberi zu erforschen. Zwischen 1890 und 1897 beobachtete er Mangelerscheinungen an Hühnern, die nur mit poliertem Reis aus Tischabfällen ernährt worden waren.

Eijkman als Anhänger der Keimtheorie, war zunächst von einer bakteriellen oder mykotischen Ursache der Erkrankung oder giftigen Toxinen aus Mikroben in den Tischabfällen überzeugt. Sein Assistent Gerrit Grijns fand aber heraus, dass die Symptome bei der Fütterung von ungeschältem Reis oder grünen Erbsen und Fleisch verschwanden.

Beide extrahierten einen sog. „anti-polyneuritis factor" mit Wasser und Ethanol aus Reisschalen. Eijkman selbst war lange davon überzeugt, damit ein „pharmakologisches Antidot" gegen die im Reisendosperm (dem weißen Reis) vorhandenen „Beri-Beri-Mikroben" oder deren Toxine in der Hand zu haben, Grijns bevorzugte demgegenüber die These, dass weißem Reis eine besondere Substanz fehle, die für den Stoffwechsel des Nervensystems wichtig sei.

Von diesen Beobachtungen angeregt, begann der polnische Biochemiker Casimir Funk in London seine Forschungen zur Beriberi. 1911 isolierte er ein Amin aus ungeschälten Reiskörnern als „Anti-beri-beri factor", dessen Mangel er irrtümlich für die Entstehung der Erkrankung verantwortlich machte. Als Amine bezeichnet man organische Abkömmlinge (Derivate) des Ammoniaks. Tatsächlich war die Substanz in der Behandlung der Beriberi unwirksam.

Er hatte wohl das Niacin gefunden, dessen Mangel zu Pellagra führt. Dennoch führten diese und weitere Arbeiten 1912, zur Einführung des Begriffs „vital amine" für eine ganze Gruppe dieser lebensnotwendigen Substanzen. Schlussendlich zog man dann die beiden Begriffe zu „Vtiaminen" zusammen. 1926 wurde Thiamin als erstes B-Vitamin von Barend Coenraad Petrus Jansen aus der Hülle des Reiskorns isoliert, und von diesen „Aneurin" (für antineuritisches Vitamin – gegen die Nervenentzündung wirkendes Vitamin) benannt.

Anderen Quellen zufolge war Suzuki Umetaro 1910 in Japan der erste, der die Substanz – unter dem Namen „aberic acid" – isolierte und dafür ein Patent erhielt.

Vitamin B$_{12}$ (Cobalamine)

Vitamin B$_{12}$ lässt sich bei vielen Pflanzen vor allem um die Wurzeln herum (aufgrund bestimmter Bodenbakterien), aber nicht in den Pflanzen selbst finden. Es gibt aber auch einige Pflanzen, die aktives, vollständiges B$_{12}$ synthetisieren können, dies allerdings nur in geringem Ausmaß. Es gibt allerdings Pflanzen, die auch Vorstufen des Vitamins produzieren. Diese Vorstufen können dann im Organismus in Vitamin B$_{12}$ umgebaut werden. Dazu gehören: Champignons, Bohnen, Linsen, Ingwer aber auch die Lupinen. Die Bakterien in den Knöllchen produzieren Cobalamine und geben diese an die Pflanze ab.

Süßlupinen in Form von "Lopino", hat gemäß den vom Hersteller in Auftrag gegebenen Untersuchungen tatsächlich eine beträchtliche Menge an aktivem Vitamin B$_{12}$ aufzuweisen. Cobalamine bilden eine (das Spurenelement Kobalt enthaltende) biochemische Stoffgruppe, die zusammengefasst als Vitamin B$_{12}$ bezeichnet werden. Cyanocobalamin ist eine Form, die sich ausgesprochen gut zur oralen Aufnahme eignet, da sie gegenüber Sauerstoff und Hitze sehr stabil ist, den Kochvorgang im allgemeinen unbeschadet übersteht. Im Zuge dieser Untersuchungen wurde ein Wert von 10µg Cyanocobalamin pro 100g "Lopino" festgestellt.

Da in den Lupinenbohnen, Cyanocobalamin nur in Spuren nachgewiesen werden konnte, ließ der Hersteller die im Verlauf des Produktionsverfahrens entstehende Lupinenmilch auf etwaige B$_{12}$-bildende Mikroorganismen untersuchen. So konnten fünf verschiedene Mikroorganismenstämme nachgewiesen werden, womit eine Erklärung für den Vitamin-B$_{12}$-Gehalt in den Endprodukten gefunden war. Viele Lupinenprodukte durchlaufen einen Herstellungsprozess, in dem aktive Mikroorganismen eine Rolle spielen. Daher findet man oftmals auch Angaben zu B$_{12}$ in Lupinenprodukten. In den Lupinen selbst, kommt Cobalamin nur in geringen Mengen vor. Aber in genau diesen Spuren wird es vom Organismus regelmäßig benötigt.

Cobalamin ist zusammen mit Folsäure an der Bildung roter Blutkörperchen beteiligt. Außerdem hilft es beim Aufbau des Nervensystems. Personen, die keine tierischen Lebensmittel essen, haben ein erhöhtes Risiko für einen Cobalaminmangel. Dies gilt insbesondere für gestillte Säuglinge von Veganerinnen.

Vitamin B_{12} wurde in den 1920er-Jahren entdeckt, als man erkannte, dass Hunde (und später auch Menschen) mit perniziöser Anämie (Blutarmut) mit Extrakten aus tierischer Leber erfolgreich behandelt werden konnten. Auf der Suche nach der essenziellen Komponente im Leberextrakt stießen die Forscher nach jahrelangen Verbesserungen der analytischen Methoden, auf die nicht unmittelbar aktive Form des Vitamins, Cyanocobalamin.

Ein Mangel führt beim Gesunden oft erst nach Jahren zu einer Blutarmut, die sich zunächst durch vermehrte Müdigkeit, Konzentrationsstörungen und Blässe bemerkbar macht. Meist tritt bei Veganern eine solche durch Vitamin-B_{12}-Mangel verursachte Blutarmut (Anämie) auf Grund einer Mangelernährung auf. Bei Personen die sich auch von tierischen Produkten ernähren, kann die Ursache für einen B_{12}-Mangel im Darm, besser gesagt, im Magen liegen.

Um das Vitamin zu verwerten, wird im Magen der so genannte Intrinsic-Faktor, ein spezifisches Eiweiß produziert. Sind die für die Herstellung zuständigen Magenzellen aufgrund einer chronischen Magenerkrankung zerstört oder ist die Produktion durch ein Medikament gehemmt, kann nicht genug Vitamin B_{12} im Darm aufgenommen werden, da der Intrinsic-Faktor wichtig ist, für die Resorption von B_{12} im Darm. Die dann entstehende Blutarmut wird im Fachjargon „perniziöse Anämie" genannt.

Eine Unterversorgung des Körpers mit dem lebensnotwendigen Vitamin B_{12} kann in der Folge zu drastischen Mangelerscheinungen führen und schwerwiegende Krankheiten begünstigen.

Da der Körper Vitamin B_{12} für Zeiten der Knappheit in der Leber speichert tritt ein Mangel in der Regel nicht plötzlich auf. Es ist vielmehr eine Entwicklung, die über Monate und Jahre einhergeht, sollte der menschliche Organismus nicht ausreichend mit B_{12} versorgt werden oder dies nicht richtig aufnehmen können.

Die Symptome und Beschwerden, die durch einen B_{12}-Mangel entstehen können, sind vielfältig:

• Depressionen

• verminderte Leistungsfähigkeit

• Kopfschmerzen

• Schlafstörungen

• Nervosität

• Appetitlosigkeit

• Haarausfall

• Müdigkeit

• Gedächtnisstörungen

• Konzentrationsschwäche

• Vergesslichkeit

• Blasse Haut

• Mundwinkelrhagaden

• Bauchschmerzen

- Reizbarkeit

- Schwäche

- Gewichtsverlust

- Schwindel

- Brennen auf der Zunge

- Taubheitsgefühle

- Eingeschlafene Hände und Füße

- Muskelschwäche

- Geruchs- und Geschmacksverlust

Daher ist es empfehlenswert, auf eine ausreichende Vitamin B_{12}-Versorgung durch geeignete Lebensmittel oder Vitaminpräparate zu achten und den körpereigenen Bedarf zu decken.

Vitamin E (Tocopherol)

Der Begriff „Tocopherol" leitet sich von den griechischen Wörtern tocos (Geburt) und pherein (hervorbringen) ab. Aufgrund der Entdeckung zu Beginn der 20er Jahre, dass die Vermehrungsfähigkeit der Ratten von einem fettlöslichen Nahrungsbestandteil abhängt, wurde Vitamin E auch als „Fruchtbarkeits-Vitamin" bezeichnet. Wie alle fettlöslichen Vitamine wird auch Vitamin E im Rahmen der Fettverdauung im oberen Dünndarm aufgenommen. Die Anwesenheit von Nahrungsfetten als Transportmittel der fettlöslichen Moleküle, Gallensäuren und Pankreasenzymen (Verdauungsenzymen aus der Bauchspeicheldrüse) zur Spaltung der Fette, ist für eine optimale Aufnahme über den Darm notwendig.

Nachdem das Vitamin E resorbiert wurde, wird es wie die Vitamine D, K, und A im Fettgewebe eingelagert. Dabei wird es primär an einigen Stellen bevorzugt gespeichert. Den höchsten Gehalt findet man in den Geschlechtsorganen, dann dem Gehirn, den Nebennieren, Muskulatur. Den Rest findet man in der Leber und dem allgemeinen Speicherfett.

Vitamin E ist ein Antioxidans der Spitzenklasse. Ein Antioxidans hat die Aufgabe, freie Radikale wegzufangen und auf diese Weise den Körper zu schützen. Freie Radikale sind Moleküle, in deren chemischen Struktur ein Elektron fehlt. Ein Großteil dieser freien Radikale fallen im Sauerstoffstoffwechsel der Zellen an.

Werden diese Sauerstoffabkömmlinge nicht durch Antioxidantien abgefangen, haben sie eine zerstörerische Wirkung auf die Zellen. Ein paar solcher Attacken steckt die Zelle mühelos weg. Wird sie jedoch pausenlos von freien Radikalen angegriffen, dann kommt es zu deutlichen Zellschäden. Eine Zelle mit derartigen Schäden kann ihre Funktionen nicht mehr ordnungsgemäß wahrnehmen. Je mehr Zellen nur noch fehlerhaft arbeiten oder gar absterben, um so eher kommt es zu spürbaren Alterserscheinungen und chronischen Krankheiten.

Ein optimaler Vitamin-E-Pegel hilft somit, die Haut zu straffen und schenkt damit ein frisches, jüngeres Aussehen. Dies gelingt gleich doppelt so gut, da Vitamin E auch den Gehalt an Kollagen (Faserstoffe) in der Haut erhöht und die Haut dadurch straffer und elastischer wird. Vitamin E ist auch an der Gesundheit und Vitalität der Haare beteiligt. Das Haarwachstum wird beschleunigt und das Haar stabiler und kräftiger.

Vitamin E wirkt sich auch positiv auf die Blutgefäße aus. Es hält die Gefäße elastisch, wodurch weniger Ablagerungen entstehen. Vitamine E schützt auch vor einer vorzeitigen Oxidation des LDL-Cholesterins und verhindert damit, dass es ranzig wird und an der Arterienwand kleben bleibt. Vitamin E schützt auch vor einer vorzeitig einsetzenden Blutgerinnung und kann so Thrombosen und Schlaganfällen sowie Herzinfarkten entgegenwirken.

Vitamin E ist auch entscheidend für eine richtige Funktion des Gehirns. Es bewacht die Myelinscheide, ein schützender Mantel, der die Ausläufer der Nervenzellen im Gehirn umgibt. Dies führt zu einem verlangsamten Alterungsprozess und ist daher -unter anderem- bei der Vorbeugung von Alzheimer sehr hilfreich.

Provitamin A (Beta-Carotin)

Beta-Carotin ist für die Funktion der Sinnesorgane notwendig, nämlich sehen, riechen, schmecken und hören. Das Beta-Carotin muss aus seiner Vorstufenform in der Darmschleimhaut in Vitamin A umgewandelt werden. Vitamin A ist in der Leber für Jahre speicherbar und kann dort große Schäden verursachen, daher wandelt der Körper nur soviel Beta-Carotin in Vitamin A um wie er gerade braucht. Außer der wichtigen Aufgabe als Antioxidans ist Beta-Carotin unentbehrlich für die Haut, Augen, Knochen, Gelenke und Schleimhäute. Carotine, ihr Name stammt von dem lateinischen „carota" ab, was soviel bedeutet wie „Karotte". Es sind Naturfarbstoffe die in vielen Pflanzen vorkommen, besonders in farbigen Früchten und Wurzeln. Eigentlich zählen sie zu den sekundären Pflanzenstoffen, werden aber oftmals unter den Vitaminen eingeordnet, da sie im Körper zu einem Vitamin umgebaut werden und somit die Vorstufe des Vitamins darstellen. Carotinoide sind fettlöslich, hier kommen für die bessere Aufnahme wieder die Fettbestandteile der Lupinensamen ins Spiel. Man sieht daran das komplexe Zusammenspiel der einzelnen Inhaltstoffe der Wolfsbohnen. Beta Carotin schützt unseren Körper als Antioxidans gegen freie Radikale indem es ebenso wie Vitamin E, freie Radikale neutralisiert. Vitamin A ist für den Sehprozess unerlässlich. Auf der Netzhaut des Auges liegen Lichtrezeptoren, die für das Hell-Dunkel sehen verantwortlich sind. Diese enthalten Rhodopsin, ein Sehpigment für die Lichtempfindung. Retinal, das aus Vitamin A gebildet wird, ist Bestandteil dieses Sehpigments. Umwandlungs- und Abspaltungsprozesse des Retinals unter Lichteinwirkung liefern die nötigen Impulse für das Gehirn, daher wird bei jedem Sehprozess wird Vitamin A verbraucht und jeder der nicht genügend Vitamin A im Körper hat leidet in erster Linie an Nachtblindheit. Ein absoluter Vitamin A-Mangel würde zur Erblindung führen, wobei ein absoluter Mangel praktisch nie vorkommt. Langfristig kann ein Vitamin A-Mangel aber auch zu Wachstumsstörungen, Hautveränderungen, Störungen in der Knochenbildung und Fortpflanzung führen. Denn an all diesen Prozessen ist Vitamin A beteiligt.

Allergieauslösende Lupinen?

Es gibt keine Substanz die für jeden Menschen ausnahmslos gut ist. Selbst Wasser kann unter bestimmten Umständen in größeren Mengen bei einem angeschlagenen Herz oder schlechter Nierenfunktion nur eingeschränkt empfohlen werden. So gibt es auch Nahrungsmittel wie Erbsen, die in größeren Mengen genossen, bei einer veganen Ernährung sinnvoll sind. Aber bei einer Nierenstörung können sie Gicht auslösen, da die darin enthaltene Harnsäure schlechter ausgeschieden wird.

Des Öfteren kann man lesen, Lupinen seinen ein starkes Allergen und Produkte aus Lupinen könnten Allergien hervorrufen. Das ist zum Teil richtig. Aber halt nur zum Teil. Um die Hintergründe einer solchen Aussage zu verstehen, muss man sich umfassender mit der Thematik Allergie auseinander setzen.

Allergien waren vor ein paar Jahrzehnten noch praktisch unbekannt. Sehr selten kam es vor, dass man einem Menschen mit Heuschnupfen, oder Neurodermitis (Hautentzündung durch Nahrungsmittelallergien) begegnete. Heute hört man in der Frühjahrszeit ständig Menschen in seiner Umgebung nießen, oder bekommt mit, dass dieser Bekannte jene Nahrungsmittel nicht mehr essen darf oder Zusatzstoffe in der Nahrung nicht mehr verträgt.

An dieser Entwicklung sind viele Ursachen beteiligt. Zum einen hat sich die Umwelt der Menschen in den letzten Jahrzehnten drastisch verändert, immer mehr Chemikalien wandern in den täglichen Gebrauch, oder gar in die Nahrung und die durchschnittliche Ernährung wird, gemessen an ihren Inhaltsstoffen, immer wertloser. So schädigt der Mensch seinen Darm mit diesen Nahrungsmitteln, die oftmals mehr vitalstoffarmen und damit wertlosen Füllstoffen gleichen als echten Lebensmitteln.

Dazu kommen die Schädigungen durch Medikamente mit zweifelhaftem Nutzen, aber sicheren Nebenwirkungen. So schädigen Antibiotika oder Kortison die Darmbakterien die mit ihren Stoffwechselendprodukten auch die Darmschleimhaut ernähren.

Im Darm sitzt der Tod. Ein uralter Ausspruch, der schon in der Antike der Medizin bekannt war. Denn im Darm sitzen rund 80 Prozent des gesamten Immunsystems. Fehlernährung, Darmflorastörungen und Chemikalien wirken sich negativ auf dessen Schleimhaut aus. Durch den oft jahrzehntelangen Angriff dieses Systems, kann das Immunsystem auf einmal nicht mehr konkret unterscheiden zwischen Freund und Feind und geht dann primär auf alle Dinge los, die man ihm häufig anbietet.

Dadurch entsteht ein wahrer Lieblingsspeiseneffekt. Dies bedeutet, dass man am ehesten auf die Dinge allergisch reagiert, die man dem Immunsystem am häufigsten anbietet. Wenn nun ständig Produkte aus den Samen der Lupinen verzehrt werden, wird es nur eine geraume Zeit brauchen bis das Abwehrsystem des Darm- und damit auch Immungeschädigten auf dieses Lebensmittel reagiert. Aber daran sind nicht die Lupinen schuld, sondern das fehlgeleitete Immunsystem.

Eine Darmsanierung und eine Reduzierung schädlicher Einflüsse können das Immunsystem wieder stabilisieren. Dadurch können Allergien auch wieder abgebaut werden, ja vollständig verschwinden. Je länger jedoch der Zustand anhält, desto schwieriger die Therapie.

Im Falle einer Allergie reagiert der Körper mit Antikörper auf Nahrungsmittel. Wenn der Organismus einmal den Bauplan eines Antikörpers in den Memoryzellen des Immunsystems gespeichert hat, kann er jederzeit bei erneutem Kontakt mit dem Allergen abgefragt werden. Jedes mal wenn die Information abgefragt wird, festigt sich der Bauplan der Antikörper in den informationsspeichernden Zellen des Immunsystems. Wenn also eine Allergie bereits seit Jahren existiert, dauert die ursachengemäße Therapie der Allergie länger. Aber sie ist nicht unmöglich. Bei diesen immungeschädigten Menschen können allergische Reaktionen auch durch Lupinen ausgelöst werden.

Aber die Wahrscheinlichkeit liegt nicht höher, als eine Allergie auf Milch, Gluten, Mais, Tomaten und was der Allergiker sonst noch an Nahrungsmittel täglich zuführt.

Da Lupine bestimmte Eiweiße enthält, die den Eiweißen von Erdnüssen ähneln, sollten Allergiker die auf Nüsse reagieren den Verzehr von Lupinen besser meiden. Da es zu einer Kreuzallergie kommen könnte.

Die Lupine ist eine Hülsenfrucht. Wenn jemand auf Hülsenfrüchte bereits allergisch reagiert, kann er auch gleiches bei der Lupine erwarten. Daher sollten Allergiker Lupinenprodukte erst einmal in kleinen Mengen auf ihre Verträglichkeit testen.

Lupinenprodukte können wie Bohnen, Linsen oder Ähnliches, Blähungen verursachen. Dies sind aber keine allergischen Reaktionen, sondern Zeichen eines überforderten Verdauungssystems. Sollten derartige Reaktionen auftreten, muss man die Menge der Lupineneiweiße reduzieren bis die Symptome wieder verschwinden. Nach und nach gewöhnt sich der Darm an die Hülsenfrüchte und die Blähungen gehören der Vergangenheit an.

Schmackhafte Lupinenprodukte

„Eure Nahrungsmittel sollen Eure Heilmittel sein, und Eure Heilmittel Eure Nahrungsmittel." Damit setzte schon Hippokrates, geboren im Jahre 460 vor Christus, Maßstäbe für einen gesunde Ernährung. „Führe ein gesundes Leben und Du wirst kaum erkranken", war seine Überzeugung.

Jahrtausende lang ernährten sich unsere Vorfahren von dem, was sie in der Natur fanden, wilde Beeren, Früchte und Blätter aber auch Hülsenfrüchten. Im Laufe der Zeit stellte man fest das die Pflanzen nicht nur Nahrung, sondern auch Heilmittel sind. In den Klöstern des Mittelalters wurden diese Pflanzen überwiegend für Heilzwecke angebaut, so auch die Lupinen.

Was die Menschen an Erfahrung sammelten, gaben sie an die nächste Generation weiter. Das erworbene Wissen half nicht nur die Gesundheit zu schützen, sondern auch Krankheiten zu heilen. In jüngerer Zeit, als die Zahl der Menschen explodierte, die Industrialisierung voranschritt und immer mehr Supermärkte die Lebensmittelversorgung übernahmen, geriet das bewährte Kräuterwissen in Vergessenheit.

Heute aber beginnt man, die Schätze der Natur erneut zu entdecken und sich mehr und mehr auf althergebrachte, natürliche und naturbelassene Nahrungsmittel zu besinnen. So wundert es auch nicht, dass Lupinen immer mehr Beachtung finden und eine unglaubliche Renaissance erfahren. Nach und nach spricht sich ihre Existenz herum und man findet immer mehr Produkte, gewonnen aus Lupinen, im Handel.

Auch im Internet findet man bereits eine Flut von Rezepten, die auch für den anwendbar sind, der sich bisher nicht mit der Zubereitung von Hülsenfrüchten auseinander gesetzt hat. Ob Suppen, Saucen, Aufstriche, Gemüsegerichte, Fleisch oder Desserts, alles lässt sich mit Lupinen geschmacklich und gesundheitlich bereichern.

Was für andere Menschen lästiges Unkraut ist oder unbeachtet sein Dasein am Wegesrand fristet, schätzt der Kenner als wertvolle Delikatesse und sinnvolle Ergänzung des Speiseplans. Lupinen enthalten alle lebensnotwendigen Aminosäuren, die Grundbausteine des Lebens. Als solches sollte man die Wolfsbohnen auch in der Ernährung betrachten.

Im folgenden finden sich einige schmackhafte Lupinen-Rezepte, die natürlich je nach Geschmack erweitert und von ihrer Zusammenstellung her verändert werden können. Von den Mengenangaben in den Zutatenlisten gehen die Rezepte immer von einer Portion aus. Sie dienen als Beispiele wie man Lupinen in die tägliche Ernährung integrieren kann – guten Appetit.

Rezepte

Rossdorfer Geschnetzeltes

Zutaten:

	Kartoffeln (für Bratkartoffeln)
1	Lauchzwiebel
1	rote Paprikaschote
1	gelbe Paprikaschote
3	Tomate
150g	Lupinen – Geschnetzeltes aus dem Naturkostladen
1 EL	Tomatenmark
1 TL	Harissa (ebenfalls im Naturkostladen erhältlich)
1	Messerspitze Salz
1 EL	Kokosfett

Zubereitung:

Arbeitszeit: ca. 25 Min.

Das Gemüse putzen. Das Weiße in der Lauchzwiebel würfeln. Das Grüne in Ringe zuschneiden. Paprika und zwei Tomaten in Streifen, eine Tomate in Würfel schneiden.

Die Kartoffeln in der Schale kochen und abkühlen lassen. Danach schälen und in gleich große Stücke schneiden. Öl in eine Pfanne geben und erhitzen. Die Kartoffelscheiben zugeben und rundum anbraten.

Das Lupinengeschnetzelte im Kokosfett gut anbraten. Die Zwiebelwürfel und Tomatenstreifen dazu geben und mitbraten. Paprikastreifen und Tomatenwürfel dazu geben und kurz andünsten. Das Gemüse sollte knackig bleiben. Das Tomatenmark einrühren und kurz erhitzen. Mit Salz und Harissa abschmecken. Pfanne vom Herd nehmen und die Lauchzwiebelringe untermischen.

Bratlinge aus Lupinenfrüchten

Zutaten:

50g	Lupinensamen
30g	Sojamehl
50ml	Kokosmilch
1 EL	Kokosraspel
1 EL	Sesam, ungeschält
1	etwas Bohnenkraut
1	etwas Kräutersalz
1	etwas Pfeffer
2	EL Kokosfett

Zubereitung:

Arbeitszeit: ca. 30 Min.

Lupinensamen für ca. zwei Tage in Wasser einweichen, das Wasser in der Zeit viermal wechseln. Damit lösen sich noch einige der Bitterstoffe aus den Lupinen und sie lassen sich leichter verarbeiten.

Kokosmilch und Lupinensamen in einem Mixer zerkleinern, zuerst die Kokosmilch und nur wenige der Lupinensamen mixen, wenn diese soweit zerkleinert sind, weitere Lupinensamen dazugeben, bis alle Samen zerkleinert sind.

Nun alle Zutaten, bis auf das Kräutersalz und Pfeffer dazugeben und gründlich mixen und den Brei kräftig mit Salz und Pfeffer abschmecken. 15 Minuten ziehen lassen.

Mit den Händen kleine Bratlinge mit etwa 5 cm im Durchmesser formen. In einer Pfanne etwas Kokosfett erhitzen und die Bratlinge von jeder Seite ca. 7 Min. bei geringer Hitze goldbraun braten.

Reiberdatschi mit rohem Apfelkompott

Zutaten:

450g	Kartoffel
1	kleine Zwiebel
1 EL	Lupinenmehl
1/2 TL	Salz
1	großer Apfel
1	etwas Acerola Vitamin C Pulver
1 EL	Kokosfett zum Braten

Zubereitung:

Arbeitszeit: ca. 30 Min.

Die Kartoffeln und Zwiebeln schälen, zerschneiden und im Mixer zerkleinern. Die Kartoffelmasse sofort mit 1/2 TL Vitamin C Pulver vermischen damit die Masse nicht oxidiert und braun wird und in ein Sieb, das über einer Schüssel liegt, etwa 15 Minuten Abtropfen lassen.

Die Flüssigkeit aus der Schüssel vorsichtig abgießen, so dass das dort sich abgesetzte Kartoffelmehl in der Schüssel verbleibt. In diese Schüssel jetzt die abgetropfte Kartoffelmasse geben, mit Salz würzen und den EL Lupinenmehl darunter rühren.

In einer Pfanne etwas Kokosfett erhitzen und nach und nach die Reiberdatschi goldbraun braten. Den Apfel vom Kerngehäuse befreien und auch am besten mit einem Mixer zerkleinern. Auch hier kommt wieder 1/2 TL Vitamin C Pulver zum Einsatz, damit die Apfelmasse nicht braun wird. Dem Apfelkompott kann nach belieben noch Zucker zugesetzt werden.

Veganer Eiweißdrink – die Lupinen-Shakes!

Ananas-Erdbeer-Shake

Zutaten:

100g	Erdbeeren
150ml	frischer Ananassaft
1 TL	frischer Zitronensaft
1 EL	Agavendicksaft
2 EL	Pulver von Süßlupinen

Zubereitung:

Arbeitszeit: ca. 5 Min.

Erdbeeren waschen und klein schneiden.

Mit Zitronensaft, Agavendicksaft und ein wenig Ananassaft in den Mixer geben und gut durchmixen. Restlichen Ananassaft und das Lupinenpulver zugeben und nochmals kräftig für 2 Minuten durchmixen.

In ein Glas gießen und nach Wunsch mit Erdbeeren garnieren.

Orange-Erdbeer-Shake

Zutaten:

200g	Erdbeeren
1 TL	Rohrohrzucker
150ml	frisch gepresster Orangensaft
2 EL	Pulver von Süßlupinen

Zubereitung:

Arbeitszeit: ca. 5 Min.

Erdbeeren waschen und klein schneiden.

Die Erdbeeren mit Rohrzucker, Orangensaft und Lupinenpulver in den Mixer geben und kräftig für mehrere Minuten durchmixen.

In ein Glas gießen und nach Wunsch mit Erdbeeren oder Orangenscheiben verzieren.

Holunder–Apfel-Shake

Zutaten:

1	Apfel
2TL	Zitronensaft
1EL	Rohrohrzucker
100ml	naturtrüber Apfelsaft
100ml	Holunderbeersaft
2EL	Pulver von Süßlupinen
1TL	Kokosraspel

Zubereitung:

Arbeitszeit: ca. 5 Min.

Den Apfel schälen und in kleine Stücke schneiden. In einen Mixer geben mit Rohrzucker, Zitronensaft und dem Apfelsaft und zwei Minuten mixen. Den Holunderbeersaft und das Lupinenpulver hinzufügen und alles noch mal für eine Minute durchmixen.

In ein Glas gießen und nach Wunsch mit Kokosraspeln verzieren.

Literatur

WARBURG, O., 1926: Über den Stoffwechsel der Tumoren, J. Springer Berlin

BECKER-DILLINGEN, J., 1929: Die Lupine. In: Handbuch des Hülsenfruchterbaues und Futterbaues. 174-217. Verlag Paul Parey, Berlin.

HACKBARTH, J., 1941: Züchtung und Anbau der Weißen Lupine. Mitt. Landw. 56, 774-776.

SENGBUSCH, R. v., 1942: Süßlupinen und Öllupinen. Landw. Jahrb. 91, 763-874.

HACKBARTH, J., 1957: Die Gene der Lupinenarten. III. Weiße Lupine (*Lupinus albus*). Z. Pflanzenzüchtg. 37, 185-191.

PLARRE, W., & F. VETTEL, 1958: Vergleichende Untersuchungen an mehrjährig durchgeführten Saatzeiten- und Vernalisationsversuchen mit *Lupinus albus*. Z. Pflanzenzücht. 40, 125-150.

TROLL, H.-J., 1958: Erbgänge des Alkaloidgehaltes und Beobachtungen über Heterosiswirkungen bei *Lupinus albus* . Z. Pflanzenzüchtg. 39, 35-46.

PORSCHE, W., 1964: Untersuchungen über die Vererbung der Alkaloidarmut und die Variabilität des Restalkaloidgehaltes bei *Lupinus albus* L. Züchter 34, 251-256.

TOMME, M.F. & R.V. MARTYNENKO, 1972: Aminokislotny sostov kornov (Zusammensetzung der Aminosäuren im Futter). 71. Moskva.

ISSELS J., 1981: Mehr Heilungen von Krebs, Helfer Verlag

HONDELMANN, W., 1984: Die Lupine - alte und neue Kulturpflanze. Gießener Universitätsblätter H. 1, 57-68.

EWALD, W., 1985: Blut und Geschwulstkrankheiten, Typodruck Rossdorf

PROTZMANN, M., 1991: Zur Vorfrucht- und Stickstoffwirkung von Leguminosen unter besonderer Berücksichtigung der Lupinen (*Lupinus albus* L. und *Lupinus luteus* L.). Diss. Uni. Gießen.

SCHUSTER, W.H., 1992: Weiße Lupine (*Lupinus albus* L.). In: Ölpflanzen in Europa. 89-92. DLG-Verlag, Frankfurt/Main.

CURTHOY, N.P., 1995: Regulation of glutaminase activity and glutamine metabolism, Ann. Rev. Nutr. 15

STEHLE, P., 1996: Glutamin – ein unentbehrlicher Nährstoff bei metabolischem Stress, Ernähr.-Umschau 43

HALL, J.C., 1998: Glutamine, Br.J.Surg. 83 1996

BREMER, P., 1999: Eiweißwunder Lupine, Fit fürs Leben Verlag

WATZL, B., 2001: Saponine. Ernährungs-Umschau 48

KREMER, H., 2001: Die stille Revolution der Krebs- und Aids-Medizin. Ehlers Verlag

HESSE, A., 2004: Der Darm ist schuld, Gesundheits Zentrum Wenden

KANZLER, A., 2004: Merkblatt FiBL Lupinen Bio Ernte Austria, Lebensmittelministerium Austria

Pschyrembel klinisches Wörterbuch, 260. Auflage, Walter de Gruyter Verlag 2004

MÜNSTEDT, K., 2005: Ratgeber unkovetionelle Krebstherapien. Ecomed Medizin

LEE YP., 2006: Lupinenriched bread increases satiety and reduces energy intake acutely. American Journal of Clinical Nutrition

SANDOVAL, D., 2006: Platinum Health Europe B.V. Vortrag Bad Aibling

RINNE, J., 2008: Tumore fallen nicht vom Himmel, Synergia Verlag Darmstadt

FRIEDINGER, M., 2008: Hippokrates Nahrung, Verein z. Förd. Wellness u. Selbsthilfe

BACH, H.J., 2008: Cellsymbiosetherapie, Vortrag am Kreiskrankenhaus Groß-Gerau

RINNE, J., 2009: Besser leben mit Melasse, Synergia Verlag Darmstadt

WORM,N., 2010: Glücklich und Schlank. Systemed Verlag

HENRICHS, D.: Handbuch Nähr- und Vitalstoffe, Constantia Verlag

BEERLANDT, C.: Das Füllhorn - Psychologische Symbolsprache der Nahrungsmittel,2014 Verlag Beerlandt Publications, Lierde, Belgien

Bildquelle

Prof. Dr. Otto Wilhelm Thomé; Flora von Deutschland, Österreich und der Schweiz - 1885, Gera, Germany

Über den Autor

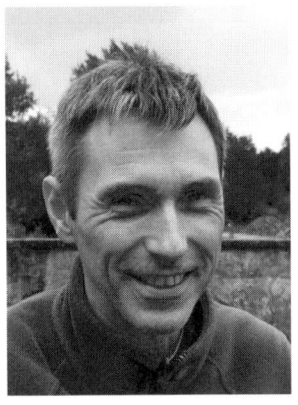

Jörg Rinne, geboren 1968 in Darmstadt, hat aus seinem Hobby einen Beruf gemacht. Schon im Alter von 17 Jahren erlernte Jörg Rinne eine Diagnoseart, die er viele Jahre später zu seinem Hauptberuf machte: Die Dunkelfeld-Blutdiagnostik ist eine qualitative Beurteilung des lebenden Blutes mit Hilfe eines Dunkelfeld-Mikroskops. Durch eine indirekte Beleuchtung gegen einen dunklen Hintergrund lassen sich die Bestandteile des Blutes am besten darstellen. „Es sind meist chronisch Kranke, die zu mir kommen und diejenigen, die bei der klassischen Medizin keine rechte Hilfe mehr finden", berichtet Jörg Rinne. „Alle Zivilisationskrankheiten haben multikausale Ursachen". So ist individuelles Eingehen auf seine Patienten für ihn unabdingbar. Eine intensive Diagnose, zu der ihm spezielle Geräte zur Verfügung stehen, steht am Anfang jeder Behandlung. Hierbei sucht Rinne nach funktionellen Störungen im Körper, die oft klinisch nur schwer fassbar sind.

Mit biologischer Krebstherapie, Allergien und Magen-Darm-Störungen befasst sich Jörg Rinne ebenso wie mit Rheuma und Diabetes. In Vorträgen und Informationsveranstaltungen informiert Rinne von Hamburg bis Freiburg über Zusammenhänge von Ernährung und Gesundheit. Außerdem ist er Autor weiterer Sachbücher und Zeitschriftenartikel zu den Themen Dunkelfeld-Blutdiagnostik, Allergie und biologischer Krebs-Therapie.

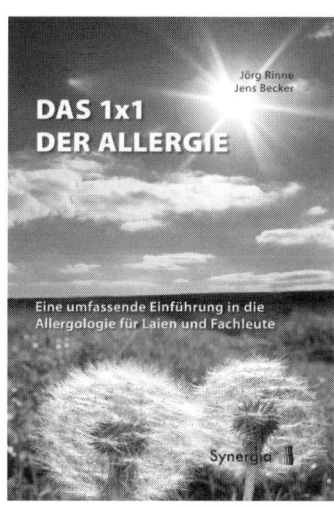

Das 1x1 der Allergie

Von Jörg Rinne

Eine umfassende Einführung in die Allergologie für Laien und Fachleute

108 S., 21 cm, kart.
ISBN: 978-3-9810894-8-6

Die Entstehung immunologischer Fehlschläge ist wohl eines der größten medizinischen Geheimnisse unseres Jahrhunderts. Seit jeher werden unzählige Möglichkeiten diskutiert, die zur Entstehung einer Allergie führen sollen. Von einer arbeitslos gewordenen Parasitenabwehr ist die Rede, von Vererbungstheorie, ja selbst im psychischen Bereich werden ausschlaggebende Faktoren gesucht, aber niemandem ist es bisher gelungen, die wahren Ursachen der Allergie zu ergründen.

Die Tatsache, dass allergologische Erkrankungen bei den wenigen noch vorhandenen Naturvölkern praktisch nie vorkommen, lässt darauf schließen, dass es sich bei der Allergie um eine echte Zivilisationskrankheit handeln muss.

Das 1x1 der Allergie zeigt dem medizinisch interessierten Laien alle wichtigen Aspekte bis hin zur gesunden Ernährung und bietet damit eine echte Alternative gegen die übliche symptomatische Behandlung mit Antihistaminika und Cortison.

www.synergia-verlag.ch

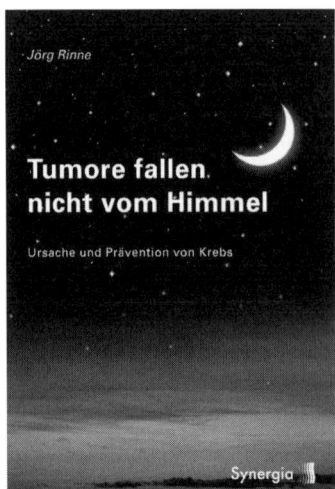

Tumore fallen nicht vom Himmel

Von Jörg Rinne
Entstehung und Prävention von Krebs

130 S. m. Abb., 21 cm, kart.
ISBN: 978-3-940392-16-9

In diesem Buch zeigt Jörg Rinne die wichtigsten Ursachen in der Entstehung von Krebs und viele Möglichkeiten der Vorbeugung.

Anhand zahlreicher Quellen wird belegt, dass die Lebensweise eines Menschen sowie viele verschiedene Kausalfaktoren mit der Wahrscheinlichkeit der Tumorbildung unmittelbar zusammenhängen.

Jörg Rinne geht davon aus, dass bei jedem Krebspatienten ein tumorbegünstigendes Milieu vorliegt. Beispiele aus der Medizingeschichte der Krebsforschung werden angeführt, um die Sichtweise in der Tumorentstehung in verschiedenen Epochen darzustellen.

Seit rund 5000 Jahren wird Krebs als eine Allgemeinerkrankung gesehen und nicht als örtliches Leiden. Der Tumor ist in dieser Sichtweise nur das letzte Symptom eines langwierigen Krankheitsprozesses. Die Beseitigung der ursächlichen Faktoren muss die Basis in jeder Krebstherapie darstellen. In diesem Buch wird erklärt, wie man durch eine angemessene Lebensweise Krebs vorbeugen kann.

www.synergia-verlag.ch

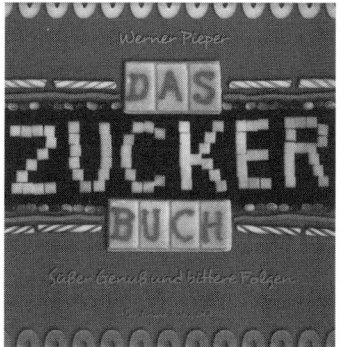

Das Zucker-Buch

Von Werner Pieper
Süßer Genuß und bittere Folgen

**166 S. m. zahlr. Abb.,
20 cm, kart.
ISBN: 978-3-922708-51-3**

Zucker ist eine Droge mit erstaunlichen Nebenwirkungen, die dazu noch erstaunlicherweise legal ist. Und überall auf dem Tisch steht - warum eigentlich? Und was passiert, wenn man vom Zucker nicht loskommt (so wie unsere ganze Gesellschaft)? Und warum ist das so schwer?

Alles Wissenswerte zum Thema Zucker: Ob Kolonial-Geschichte, Sklaverei, Zucker als Sucht, als Wirtschaftsfaktor, allgemein gesundheitliche Fakten oder die alternativen Zucker-Nutzungen (z.B. Zyklon B) – dieses schöne informative Buch enthält mehr, als der Titel verkündet und ist zugleich äußerst interessant und gut geschrieben.

www.gruenekraft.net

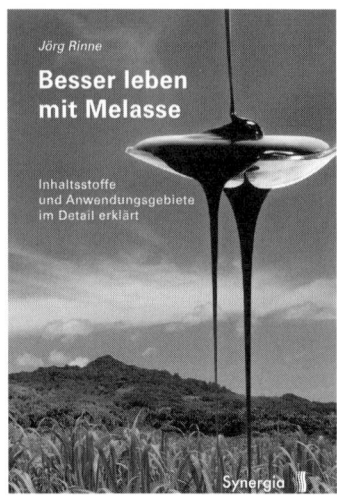

Besser leben mit Melasse

Von Jörg Rinne

Inhaltsstoffe und Anwendungsgebiete im Detail erklärt

120 S., 21 cm, kartoniert
ISBN: 978-3-940392-67-1

Schwarze Zuckerrohrmelasse ist ein altes Heilmittel. Sie enthält zahlreiche Vitalstoffe, Mineralstoffe, Spurenelemente und Aminosäuren. Ihre Anwendungsgebiete sind weit gefächert. Von positiven Auswirkungen bei Arthritis, Asthma, ADS (Aufmerksamkeits-Defizit-Syndrom), Bluthochdruck, Depressionen oder Darmstörungen wird berichtet. „Melasse" ist ein französisches Lehnwort, abgeleitet von „miel" für Honig. So sollte man sie auch betrachten – als Honig des Zuckerrohrs. Warum der „schwarze Honig" bei vielen Krankheiten eingesetzt werden kann, erklärt sich aus seinen zahlreichen Inhaltsstoffen. Deren Bedeutung und die Anwendung des „schwarzen Honigs" werden in diesem Ratgeber vorgestellt.

www.synergia-verlag.ch